常见骨科临床实践

CHANGJIAN GUKE LINCHUANG SHIJIAN

主编　张本武　鞠克丰　牟明辉　高　鹏

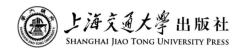

上海交通大学出版社
SHANGHAI JIAO TONG UNIVERSITY PRESS

内容提要

　　本书是结合当今骨科的进展而编写，内容具有科学性和新颖性。首先介绍了骨与肌肉的生理学知识，帮助读者夯实基础；然后，叙述了石膏固定、持续牵引和夹板固定等骨科常用固定技术，能够对医师选择合适的治疗方法起到一定的指导作用；最后，从病因、临床表现、辅助检查等多角度切入，对多种骨科常见疾病的诊断与治疗方案进行了详细讲述。本书知识完善，图文并茂，适合各级医院的骨科医师参考阅读。

图书在版编目（CIP）数据

　　常见骨科临床实践 / 张本武等主编. --上海 ： 上海交通大学出版社，2022.9
　　ISBN 978-7-313-26480-0

　　Ⅰ．①常… Ⅱ．①张… Ⅲ．①骨疾病－诊疗 Ⅳ.
①R68

　　中国版本图书馆CIP数据核字（2022）第154400号

常见骨科临床实践
CHANGJIAN GUKE LINCHUANG SHIJIAN

主　　编：张本武　鞠克丰　牟明辉　高　鹏
出版发行：上海交通大学出版社　　　　　地　　址：上海市番禺路951号
邮政编码：200030　　　　　　　　　　电　　话：021-64071208
印　　制：广东虎彩云印刷有限公司
开　　本：710mm×1000mm　1/16　　　经　　销：全国新华书店
字　　数：217千字　　　　　　　　　　印　　张：12.5
版　　次：2023年1月第1版　　　　　　插　　页：2
书　　号：ISBN 978-7-313-26480-0　　　印　　次：2023年1月第1次印刷
定　　价：198.00元

编委会

主　编

张本武　鞠克丰　牟明辉　高　鹏

副主编

刘建彬　杨兆军　杨　震　王　炜

编　委（按姓氏笔画排序）

王　炜（浙江省宁波市镇海区人民医院）

刘建彬（山东省聊城市人民医院）

牟明辉（山东省寿光市侯镇中心卫生院）

杨　震（锦州医科大学附属盘锦市中心医院）

杨兆军（山东省聊城市茌平区第二人民医院）

张本武（山东省邹平市中心医院）

孟庆溪（解放军第九六〇医院）

高　鹏（山东省济南市章丘区人民医院）

鞠克丰（山东省阳光融和医院）

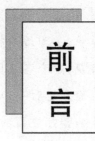

前言

　　骨科学是以运动系统疾病为对象,研究其病因、病理、诊断、治疗及功能康复的综合学科,功能康复是骨科疾病治疗的最终目的。随着时代和社会的变更,骨科疾病谱有了明显的变化,创伤性疾病以及骨关节病等明显增多,这就要求骨科学的研究重点以及防治重点必须适应这一转变,同时也决定了骨科学的发展方向。现代科学的发展,要求临床医学既要有精细的分科,同时也强调多学科的合作。骨科的发展同样如此,未来的骨科发展,不仅要求更加重视同基础医学的结合,而且应该重视充分利用先进的科学技术成果,只有这样才能使骨科疾病的诊治水平提高到一个新的高度。

　　在临床工作实践中,骨科医师每天要面对的是不同经历、社会观点、价值观和不同症状与体征的患者,而且这些变量一直处于变化之中,增加了医师决策的复杂性。由此可见,完善的诊疗思维对医师处理各类疾病是至关重要的,它能够使医师在多变的变量中识别重要的线索,快速反应并做出合理的决策,及时调整诊疗方案以满足患者病情的需要。因为这些反应、决策和措施都会直接影响患者的转归、生存质量甚至生命,正是基于这样的指导思想,我们组织具有多年临床经验的骨干医师,编写了这本书。

　　本书旨在为广大的骨科医师提供一个学习和交流的平台,使医师对骨科学知识有正确的认识与理解,并在临床上熟练地应用这些知识,为患者提供满意、优质的服务。本书首先简要介绍了骨科学基础理论知识；然后分别针对上肢损伤、下肢损伤和脊椎退变等骨科常见疾病的诊疗进行了详细讲述。编写时，编者参考了国内有关骨科疾病常用手术的大量资料，汲取精华，力求更加系统、条理地分析、讲解适合各类疾病的手术治疗方案。本书知识完善，图文并茂，适合各级医院的骨科医师参考阅读。

在编写过程中，编者秉承着精益求精的作风，尽可能地为读者呈现骨科常见疾病治疗方面的知识精华。然而，由于骨科新知识、新技术层出不穷，本书内容仍不能完全体现骨科疾病手术治疗的所有进展，加之众多编者写作风格不同且编写时间紧迫，书中难免会存在疏漏和不足之处，望广大读者不吝指正。

《常见骨科临床实践》编委会

2021 年 10 月

目录

第一章　绪　论

第一节　骨的发生与发育

一、骨的胚胎发育

(一)骨的发生和细胞来源

在胚胎发育的最初几周,胚胎经过囊胚期和原肠胚期,逐渐形成雏形,发生头、躯干和肢芽的外隆凸。内外胚层间的间充质逐渐分化为可以进一步形成骨与软骨的结缔组织结构,其细胞密集部位可直接或间接转化为骨组织。不同部位的骨组织来源于不同的胚原细胞,如颅面骨骼源于外胚层的神经嵴细胞、中轴骨源于中胚层的生骨节细胞、骨的附件源于中胚层细胞。骨组织中的成骨性谱系细胞来源于间充质干细胞,间充质干细胞经过非对称性分裂、增殖,分化为各种类型的间充质前身细胞,最后形成成骨细胞、成脂肪细胞、成软骨细胞、成肌细胞和成纤维细胞。而破骨性谱系细胞来源于生血性干细胞。

(二)骨生成的分期及类型

骨的发生和生长是同时进行的,骨的生成常通过以下过程:①由间充质分化而来的结缔组织细胞进一步分化形成骨骼雏形;②已分化的软骨母细胞和骨母细胞进一步有丝分裂;③增加骨样和软骨样组织细胞外结构蛋白的合成;④增加细胞内水的摄取;⑤在软骨膜和骨样期,增加细胞外基质形成量;⑥细胞的凋亡与替代。

(1)骨生成的分期:①胚胎细胞向骨骼生成部位移行期;②上皮细胞-间充质细胞相互作用期;③致密体形成期;④成软骨细胞和成骨细胞分化与增殖期。

(2)骨生成的类型:①软骨内成骨;②膜内成骨。由软骨雏形发育成骨骼的过程称为软骨内成骨,它不但生成骨骼,而且还是骨折修复的重要方式之一。膜内成骨过程无软骨胚基的参与,直接由骨化中心的间充质细胞致密化转型为成骨细胞,而形成骨组织。

二、软骨与骨的形成

(一)软骨组织的发生及生长

在胚胎第 5 周,间充质细胞将要形成软骨的部位密度增大,细胞突起消失,分化为一种大而圆的成软骨细胞,形成软骨形成中心。随着成软骨细胞的生长,其产生的基质和纤维增加并包绕细胞,细胞被分隔在各自的陷窝内,分化为成熟的软骨细胞。软骨形成中心周围的间充质组织则进一步分化为软骨膜。

软骨的生长可有两种方式并存。

1.软骨膜下生长

软骨膜下生长又称为附加性生长。软骨膜内由间充质细胞分化而来的骨原细胞不断地分裂、增殖,进一步分化为成熟的软骨细胞。软骨膜下生长使软骨逐层增厚。

2.软骨内生长

软骨内生长又称为间质性生长。表层新生的软骨细胞逐渐由周边迁移到深层,细胞体积逐渐增大,彼此距离渐远,同时软骨细胞在软骨深层进一步分裂,新生的细胞聚集成群,形成同源细胞群,细胞基质和纤维也不断增加,从而使软骨不断地在内部生长。

(二)骨组织的发生及生长

胚胎第 7 周,骨组织开始出现。骨的发生和生长有膜内成骨和软骨内成骨两种方式,软骨内成骨含有与骨膜平行生长的膜内成骨,同样,膜内成骨也可能经历其后软骨内成骨的演变过程。

1.膜内成骨

额骨、顶骨、面骨及锁骨等一些扁骨以膜内成骨的方式发生。膜内成骨由含骨原细胞的结缔组织膜直接骨化而成,具体是在将要形成骨的部位血管增生,继而间充质细胞在此聚集、分裂、增生形成成膜状骨化中心,这些间充质细胞不断分化为骨原细胞,再由骨原细胞分化为成骨细胞。成骨细胞不断产生纤维和基质,也称类骨质,随后成骨细胞逐渐被类骨质包埋而成为骨细胞。类骨质内大量骨盐沉着转变为骨质,骨质的表面始终保留有少量的骨原细胞,可不断分化为成骨细胞。成骨细胞在内、外骨膜之间,松质骨表面不断成骨形成密质骨,并不断地使骨组织增厚,而破骨细胞在骨的内面溶解、吸收已形成的骨组织,以适应骨的发育和重塑。

2.软骨内成骨

软骨内成骨由间充质先形成软骨雏形,然后软骨不断生长并逐渐被骨所替换,在软骨内成骨过程中多同时伴有膜内成骨现象。颅底、躯干、四肢骨等主要是以此方式发生。现以长骨的发生为例说明软骨内成骨的过程。

(1)软骨雏形的形成:胚胎时期,间充质细胞在将要形成长骨的部位分化为骨原细胞,骨原细胞进一步分化为软骨细胞,并逐渐形成与长骨形状大致相似的透明软骨,形成软骨雏形,其外层被覆软骨膜。

(2)骨领形成:在软骨雏形的中段软骨膜下,深层的骨原细胞分化成为成骨细胞,并在一定的条件下以膜内成骨的方式形成薄层原始骨组织。这层骨组织在软骨膜深层包绕软骨雏形,犹如领圈状,故称为骨领。骨领形成后,其表面的软骨膜即改名为骨外膜。

(3)初级骨化中心形成:在骨领形成的同时,骨外膜血管和间充质细胞侵入,其中的间充质细胞分化为骨原细胞和破骨细胞,形成初级骨化中心,开始造骨。软骨雏形中央的软骨细胞停止分裂,并逐渐成熟、肥大、退化,细胞间质也逐渐钙化,骨原细胞不断地分化为成骨细胞,这些成骨细胞在钙化的软骨基质表面成骨,使软骨雏形不断增长。

(4)骨髓腔的形成:初级骨化中心所形成的骨组织均是原始骨组织,为针状或薄片状骨小梁互相连接形成的原始松质骨。骨干内的成骨细胞在不断成骨的同时,骨小梁也逐渐被破骨细胞所破坏、吸收,使骨干中央形成仅有的血管和骨髓样组织的大腔,即骨髓腔。与此同时,骨干的外表面也不断以膜内成骨的方式成骨,使骨干不断增粗,而骨干的内表面则不断地被破骨细胞破坏、吸收,使骨髓腔进一步增宽、加大。

(5)次级骨化中心出现与骺板的形成:在骨发生和生长的过程中,长骨两端骨骺部的软骨内又先后出现新的骨化中心,称为次级骨化中心。次级骨化中心大多在胎儿出生后出现,但是不同部位骨的次级骨化中心出现的时间不同,即使同一长骨两端的次级骨化中心出现的时间也不相同。次级骨化中心出现之后,软骨雏形中骨骺和干骺端之间保留的软骨层称为骺板,它是长骨增长的基础。

骺板内的软骨细胞不断地增殖、生长,又不断地分泌软骨基质,细胞间质钙化;同时,初级骨化中心也不断向两端扩展,破骨细胞不断破坏、吸收钙化的软骨,而成骨细胞也不断产生类骨质并钙化为骨质,共同使骨干不断增长。因此,在骺板和骨干之间存在有软骨静止状态、软骨增殖状态、软骨基质钙化及形成类骨质并被钙化为骨质这样一个软骨被骨质替换的连续现象。

正常情况下,骨的长度增长主要是通过骺板软骨向两端生长来实现,软骨增长的速度与软骨破坏、成骨的速度保持相对平衡,故骺板的厚度相对恒定。

三、影响骨生长发育的原因

骨组织是一个新陈代谢很活跃的组织,它贯穿了人的整个生命过程。儿童生长发育的不同时期,骨的生长速度是不同的,身体各部分骨骼生长发育的速度也不尽相同。骨的生长发育速度取决于骨骺板软骨细胞增殖的速度,它又受原始软骨细胞的素质、遗传基因、营养状态、维生素、内分泌、矿物质代谢、肾功能状态及血液循环等多方面因素的影响。

(一)原始软骨细胞因素

随着现代科学的发展,超微结构生物化学研究发现,在发育不良软骨的软骨细胞中存在软骨基质蛋白聚糖和胶原成分的改变。原始软骨细胞的结构缺陷导致了各种类型侏儒症的发生,而一些所谓的生长发育畸形,也是存在原始结构缺陷基础的。

(二)维生素因素

1.维生素 A

维生素 A 与软骨细胞的生长、成熟、退变,以及软骨细胞基质蛋白聚糖的合成和分解有关。缺乏维生素 A 会影响软骨细胞的发育,影响骨的塑造。维生素 A 过多会影响软骨基质的形成,而在维生素 A 中毒后,软骨细胞则会产生一种可溶性硫酸黏多糖,它取代正常的硫酸软骨素,引起软骨基质溶解,从而使生长区丧失抗矿化能力而过早矿化,导致骨骺在发育未成熟前就提前闭合,终止了骨骺的纵向生长能力,造成畸形。

2.维生素 D

维生素 D 是体内维持正常钙、磷代谢必不可少的一种物质。在生长发育阶段,骨的矿化作用很活跃,身体对维生素 D 的缺乏也最为敏感。若维生素 D 缺乏,就会使软骨变形区退变的软骨细胞不能矿化、骺板异常增宽、骨的纵向生长明显减慢,严重影响骨的生长发育,甚至导致佝偻病的发生。

3.维生素 C

维生素 C 与骨胶原组织、骨样组织的形成有密切的关系,当维生素 C 缺乏时,不仅新骨的形成受到影响,而且还容易引起骨骺早闭现象。

(三)内分泌因素

1.垂体生长素

垂体生长素直接影响软骨细胞的活力和软骨内成骨。在骨骺闭合前,如果垂体功能亢进,就会生长过度,出现巨人畸形。相反,如果垂体功能低下,则会出现垂体性侏儒。

2.甲状腺激素

甲状腺素不仅能够促进骺板软骨细胞成熟、肥大、退化和凋亡,还能促进骨骼中钙的代谢。当甲状腺功能低下时,则会出现明显的软骨化骨障碍、骨骺的次级骨化中心延缓出现和骨龄明显落后于患者实际年龄等现象。

3.甲状旁腺激素

甲状旁腺激素通过反馈机制调节体内钙的含量,血钙水平的高低受甲状旁腺激素的直接影响。甲状旁腺激素增多可引起骨溶解,释放骨钙入血,若血钙仍不能上升到正常水平,则会进一步激发破骨细胞的溶骨作用,使血钙恢复到正常水平。

4.降钙素

降钙素的主要生理作用是抑制破骨细胞对骨的吸收、减少骨盐溶解,同时促进骨骼对钙的吸收,使血钙含量减少。在生理情况下,骨不断摄取血钙以供类骨质矿化过程所需,降钙素刺激成骨细胞分泌类骨质,并促使钙沉积于类骨质。

5.性激素

性腺和肾上腺皮质分泌的性激素都有促进成骨细胞合成代谢的作用,故与骨的生长和成熟有关。当雌激素不足时,成骨细胞处于不活跃状态,而破骨细胞的活动性则相对增强,往往会出现骨组织重吸收过多的失骨现象。雄激素则有促进骨样组织形成的作用,若骨样组织的形成速度超过了软骨细胞的增殖速度,则会引起骨骺过早闭合,使纵向生长停止。

6.糖皮质激素

肾上腺皮质分泌的糖皮质激素既会抑制小肠对钙的吸收,又会抑制肾小管对钙的重吸收,从而对骨的形成产生影响。

(四)细胞因子因素

1.表皮生长因子

骺板的内皮细胞中存在表皮生长因子,它能够刺激细胞复制、抑制胶原合成。在骨折损伤期间,表皮生长因子的激活可促进骨形成和骨折愈合。

2.成纤维细胞生长因子

成纤维细胞生长因子可以促进软骨细胞的再生和新血管的形成。

3.转化生长因子-β

转化生长因子-β家族由各种各样的生长因子组成,由成骨细胞产生。新产生的转化生长因子-β是一种无生物活性的复合物,主要储存于骨基质中,在破骨细胞作用下激活成为有效的转化生长因子-β,同时具有抑制破骨细胞形成、激活成骨细胞骨形成的作用。因此,转化生长因子-β被认为是生理性骨重塑过程中的骨吸收与骨形成的偶联因子。

(五)肾血管因素及应力、负荷因素

肾血管、肾小管功能不良所引起的肾功能衰竭(简称肾衰竭),必将影响体内钙、磷的代谢平衡,进而影响到骨的矿化过程。应力及负荷因素也会影响骨的正常生长和发育,骨在生理负荷刺激下会有利于骨的生长发育。然而,若骨的负荷超载、应力异常、软组织张力异常均会影响骨的正常生长和发育,甚至会引起骨骼发育畸形。

(六)其他因素

血液循环障碍:骨的主要滋养血管循环障碍,特别是骨骺与干骺端的血液循环障碍均会影响骨的正常生长发育。感染、外伤及某些骨骺疾病是造成局限性骨生长发育障碍的主要原因,感染可直接造成感染局部骨组织或骨骺的破坏。小儿骨骺损伤若处理或治疗不当,往往会直接导致骨骺过早闭合,影响骨骺的生长发育。

第二节　骨的组织结构与血液供应

一、骨的细胞

骨组织结构中存在 4 种细胞成分:骨原细胞、成骨细胞、骨细胞和破骨细胞。其中骨细胞最为多见,位于骨质内,其他细胞均位于骨质的边缘。

(一)骨原细胞

骨原细胞又名骨祖细胞、前成骨细胞或前生骨细胞,是一种幼稚的干细胞,来源于间充质,是具有细小突起的扁平细胞,有圆形或椭圆形的核,其染色质颗粒匀细,胞质含量较少,仅含少量核蛋白体及线粒体。骨原细胞具有增殖、分化能力,分布于骨小梁游离面、骨膜最内层、哈弗斯管内衬、骺板处软骨基质小梁及毛细血管外周等处,当骨组织生长或重建时,它能增殖、分化为成骨细胞。当然,骨原细胞具有多向分化潜能,分化取向取决于所处部位和所受刺激性质。

(二)成骨细胞

成骨细胞常见于生长期的骨组织中,大都聚集在新形成的骨质表面,是由骨内膜和骨外膜深层的骨原细胞分化而成。成骨细胞较大,呈柱状或椭圆形,细胞核呈圆形,核仁明显。电镜下,可见细胞质内含大量的粗面内质网和发达的高尔基体。成骨细胞以突起互相连接,并与骨细胞突起相接。

成骨细胞的主要功能是合成和分泌骨基质的有机成分,促使骨质矿化和调节细胞外液与骨液间电解质的流动作用。主要功能表现:①产生胶原纤维和无定形基质形成类骨质;②分泌骨钙蛋白、骨粘连蛋白和骨唾液酸蛋白等非胶原蛋白,促使骨组织的矿化;③分泌一些细胞因子,调节骨组织的形成和吸收。

成骨细胞经历增殖、分化、成熟、矿化等各个阶段后,被矿化骨基质包围或附着于骨基质表面,逐步趋向凋亡或变为骨细胞。细胞因子、细胞外基质和各种激素都能诱导成骨细胞的凋亡,另外,骨形态生成蛋白、甲状旁腺激素、糖皮质激素、性激素等也参与成骨细胞凋亡过程的调节。成骨细胞通过这个凋亡过程来维持骨的生理平衡,它是参与骨生成、生长、吸收及代谢的关键细胞之一。

(三)骨细胞

1.骨细胞的形态

骨细胞呈多突形,胞体扁平、椭圆,突起多而细长,相邻细胞突起借缝隙连接相连。胞体居于细胞间质中,胞体所占空间称为骨陷窝,而其细胞突起所占空间称为骨小管,各骨陷窝借骨小管彼此互相沟通。电镜下,细胞质内含少量的线粒体、高尔基体和散在的粗面内质网。骨陷窝及骨小管内含有组织液,具有营养骨细胞和排出代谢产物的功能。

2.骨细胞的功能

骨细胞是骨组织中的主要细胞,它是成骨细胞谱系中最为成熟的细胞。骨细胞不但参与骨的形成与吸收,而且在传导信号及在骨更新修复过程中也起重要作用。

(1)骨细胞性溶骨和骨细胞性成骨:骨细胞可主动参与溶骨过程,并受甲状旁腺激素、降钙素和维生素 D_3 的调节及机械性应力的影响。骨细胞在枸橼酸、乳酸、胶原酶和溶解酶的作用下引起骨细胞周围的骨质吸收,使骨陷窝扩大,骨陷窝壁粗糙不平,即骨细胞性溶骨。骨细胞性溶骨也可发生类似破骨细胞性骨吸收,使骨溶解持续地发生在骨陷窝的某一端,从而使多个骨陷窝融合。当骨细胞性溶骨结束,成熟骨细胞又可在降钙素的作用下进行继发性骨形成,使骨陷窝壁增添新的骨基质。生理情况下,骨细胞性溶骨和骨细胞性成骨是反复交替的,即平时维持骨基质的成骨作用,而在机体需提高血钙时,又可通过骨细胞性溶骨活动从骨基质中释放 Ca^{2+} 入血。

(2)参与调节钙、磷平衡:骨细胞除了通过溶骨作用参与维持血钙、血磷的平衡外,还具有转运矿物质的能力。骨细胞可能通过摄入和释放 Ca^{2+} 和 P^{3+},以及骨细胞间的连接结构进行离子交换,参与调节 Ca^{2+} 和 P^{3+} 的平衡。

(3)感受力学信号:骨细胞遍布骨基质,并构成庞大的网状结构,成为感受和传递应力信号的结构基础。

(4)合成细胞外基质:成骨细胞被基质包围后,逐渐转变为骨细胞。骨细胞合成细胞外基质的细胞器逐渐减少,合成能力也逐渐减弱。但是,骨细胞还能合成骨桥蛋白、骨连蛋白及 I 型胶原等少部分行使功能和生存所必需的基质。

(四)破骨细胞

1.破骨细胞的形态

破骨细胞数量较少,分布在骨质表面,它是一种多核大细胞,一般可含有6～50 个细胞核,细胞质呈泡沫状。电镜下,破骨细胞是由皱褶缘区、清亮区、小泡和空泡区、细胞的基底区 4 个胞质区域构成的具有极性的细胞,细胞质内含大量的粗面内质网、发达的高尔基体、丰富的线粒体和溶酶体。

2.破骨细胞的功能

破骨细胞的主要功能为骨吸收,在形态学上其骨吸收结构由两部分组成。一是皱褶缘区,为破骨细胞表面与骨基质相连处的结构,呈刷状或横纹状,由凹进和凸出的胞质形成。骨吸收装置的另一部分为清亮区,该清亮区也位于与骨基质相连的细胞膜上,表面光滑,外形与其附着的骨基质边缘轮廓一致。骨吸收的最初阶段,破骨细胞移动活跃,细胞分泌的有机酸使骨矿物质溶解和羟基磷灰石分解,接下来就是骨的有机物质的吸收和降解。在整个有机物和无机矿物质的降解过程中,破骨细胞与骨的表面始终紧密结合,持续将基质中的钙离子转移至细胞外液。但是,破骨细胞产生的一氧化氮对骨吸收过程具有抑制作用,同时也有减少破骨细胞数量的作用。

二、骨的基质

骨组织的细胞间质又称为骨基质,它由有机成分及无机成分组成。有机成分是由成骨细胞分泌的大量胶原纤维和少量基质所构成,约占密质骨重量的24%。无机成分主要为钙盐,其化学结构为羟基磷灰石结晶,约占密质骨重的75%。骨盐含量随年龄的增长而增加。有机成分使骨质具有韧性,而无机成分使骨质坚硬。

(一)有机质

骨中的有机质90%～95%为骨胶原,其他10%为无定形基质,主要为蛋白聚糖及脂类。

1.胶原纤维

人体的胶原纤维大约50%存在于骨组织中,它是包埋在含有钙盐基质中的一种结晶纤维蛋白原,是骨与软骨中主要的蛋白成分,它对骨与软骨的体积、形状和强度有着重要的作用。胶原分子合成是在成纤维细胞、成骨细胞和成软骨细胞内完成的,其中的骨胶原主要为Ⅰ型胶原,而软骨胶原主要为Ⅱ型胶原。

2.无定形基质

无定形基质是一种没有固定形态的胶状复合质,仅占有机质的10%左右,其主要成分是蛋白聚糖和蛋白聚糖复合物。蛋白聚糖是一类由氨基酸聚糖和核心蛋白所组成的化合物,主要存在于软骨,而骨组织中主要成分为糖蛋白。蛋白聚糖和糖蛋白对钙有较高的亲和力,骨形态生成蛋白具有诱导成骨的作用,能使间质细胞转化为软骨细胞或成骨细胞,从而促进骨的愈合。无定形基质中的脂质约占骨组织有机物的0.1%,主要为游离脂肪酸、磷脂类和胆固醇等,在骨的生长代谢过程中也起一定的作用。

(二)无机质

无机质即骨矿物质,又称骨盐,占干骨重量的65%～70%。骨盐中95%是钙、磷固体,一种结晶度很差的羟基磷灰石。磷酸钙是最初沉积的无机盐,以非晶体形式存在,占成人骨无机质总量的20%～30%。

骨骼中的矿物质晶体与骨基质中的胶原纤维之间存在十分密切的物理-化学和生物化学-高分子化学结构功能关系。正常的羟基磷灰石形如长针,大小较一致,有严格的空间定向,倘若羟基磷灰石在骨矿化前出现空间定向与排列紊乱,骨的矿化过程就会发生异常,同时也会使骨基质的代谢出现异常。

三、骨的组织结构

骨的组织结构是由不同排列方式的骨板所构成,其表现形式为松质骨、密质骨及骨膜。

(一)松质骨

松质骨多分布在长骨的骨骺部,由片状和(或)针状的骨小梁连接而成,骨小梁之间的间隙相互连通,并与骨干的骨髓腔直接相通,腔隙内可见红骨髓及血管。松质骨的骨小梁由成层排列的骨板和骨细胞所组成,骨小梁的排列方向与其承受的压力和张力曲线大体一致,将所承受的压力均等传递,变成分力,从而减轻骨的负荷。

(二)密质骨

密质骨多分布在长骨骨干,由不同排列方式的骨板组成。骨板排列方式有以下4种。

1.外环骨板

外环骨板环绕于骨干表面并与表面平行排列,有数层或十数层,排列较为整齐。外环骨板的外面与骨膜紧密相接,其中可见横向穿行的管道,称为穿通管,又称为福克曼管,骨外膜的小血管借此管道进入骨内。

2.内环骨板

内环骨板环绕于骨干的骨髓腔表面,仅由少数几层骨板组成,排列不如外环骨板平整。内环骨板表面衬以骨内膜,后者与被覆于松质骨表面的骨内膜相连续。内环骨板中也有穿通管穿行,管中的小血管与骨髓血管相通连。从内、外环骨板最表层的骨陷窝发出的骨小管,一部分伸向骨质深层,与深层骨陷窝的骨小管通连;另一部分伸向骨质表层,终止于骨和骨膜交界处。

3.哈弗斯骨板

哈弗斯骨板介于内、外环骨板之间,是骨干密质骨的主要部分。10~20层的哈弗斯骨板以哈弗斯管为中心,呈同心圆排列,每层骨板的平均厚度为 $3~\mu m$,并与哈弗斯管共同组成哈弗斯系统,又称为骨单位。哈弗斯管也称为中央管,内有血管、神经及少量的结缔组织。

哈弗斯系统并不总是呈单纯的圆柱形,它可有许多分支互相吻合,具有复杂的立体构型,因此,可以见到由同心圆排列的骨板围绕着斜行的中央管。中央管之间还有斜行或横行的穿通管互相连接,但穿通管周围没有同心圆排列的骨板环绕,据此特征可区别穿通管与中央管。

哈弗斯管长度为 3～5 mm,直径因各骨单位而异,内壁衬附一层结缔组织,其中的细胞成分随着每一骨单位的活动状态而各有不同。在新生的骨单位内多为骨原细胞,而被破坏的骨单位内则有破骨细胞。最新在骨外膜或骨内膜表面形成的骨单位,或在松质骨内形成的骨单位,称为初级骨单位。初级骨单位常见于未成熟骨,随着年龄增长,初级骨单位相应减少。次级骨单位,或称继发性哈弗斯系统,与初级骨单位相似,是初级骨单位经过改建后形成的骨结构。

4.间骨板

间骨板为填充在骨单位之间的一些不规则的平行骨板,它是骨生长和改建过程中哈弗斯骨板被溶解吸收后的残留部分,由一些旧的未被吸收的骨单位或外环骨板的残留部分组成。间骨板大小不等,呈三角形或不规则形,虽然也由平行排列骨板构成,但大都缺乏中央管结构。间骨板与骨单位之间有明显的黏合线分界,黏合线是由骨盐和少量胶原纤维形成的一种折光较强的轮廓线。伸向骨单位表面的骨小管,都在黏合线处折返,不与相邻骨单位的骨小管通连,使得同一骨单位内的骨细胞只能接受来自其中央管的营养供应。

(三)骨膜

骨膜是由致密结缔组织所组成的纤维膜,除关节面以外,骨的内、外表面均被覆有骨膜,分别称为骨外膜和骨内膜。

1.骨外膜

一般分为浅、深两层:①浅层是一层薄的、致密的、排列不规则的结缔组织,含有成纤维细胞、粗大的胶质纤维束,尚有血管和神经在纤维束中穿行。部分粗大的胶质纤维束向内穿入环骨板,亦称穿通纤维,这些纤维将骨膜牢牢地固定在骨面上,特别是肌与肌腱附着处。②深层为骨外膜的内层,也称新生层或成骨层,主要由多功能的扁平梭形细胞组成,有丰富的弹力纤维,而粗大的胶质纤维束较少。骨外膜深层与骨质相连紧密,随着年龄和功能活动不同在结构上不断变化。胚胎时期或幼年时期,由于骨骼生成迅速,内层的细胞数较多,且功能较为活跃,它直接参与骨的生长,很像成骨细胞。成年期骨外膜深层细胞呈稳定状态,变为梭形,与结缔组织中的成纤维细胞很难区别。而当骨质受损后,这些细胞又可恢复造骨能力,变为典型的成骨细胞,参与新骨的形成。在骨的生长期,骨外膜很容易剥离,但在成年后,骨外膜与骨附着牢固,不易剥离。

2.骨内膜

骨内膜是一薄层含细胞的结缔组织,除衬附在骨髓腔面以外,也衬附在中央管内及骨松质的骨小梁表面。骨内膜中的细胞具有成骨和造血功能,还有形成破骨细胞的可能。成年后的骨内膜细胞呈不活跃状态,若遇有骨损伤时,可恢复成骨功能。

骨膜的主要功能是营养骨组织,为骨的修复或生长不断提供新的成骨细胞。骨膜具有成骨和成软骨的双重潜能,临床上利用骨膜移植,已成功地治疗骨折延迟愈合或不愈合、骨和软骨缺损、先天性腭裂和股骨头缺血性坏死等疾病。骨膜内有丰富的游离神经末梢,能够感受痛觉。

四、骨的血液供应及回流

骨的血供对于维持骨的生长、改建及生理功能十分重要,在骨受到损伤后,骨损伤局部的血供状况将影响骨的修复过程及骨损伤的预后。

(一)血液供应

长骨的血供来自 3 个方面:①骨端、骨骺和干骺端的血管;②进入骨干的营养动脉(常有 1～2 条);③骨膜的血管。进入骨干的营养动脉分为两个大的分支,即升支和降支,每支又分为许多细小的分支,其中 70% 进入骨皮质,30% 进入髓内血窦。升支和降支的终末血管为长骨的两端供血,并与骨骺和干骺端的血管形成吻合。起源于髓内营养动脉的皮质小动脉,放射状直接进入骨皮质,或以 2～6 支小动脉为一束的形式进入骨皮质。这些小动脉进一步分支,一部分顺着骨的长轴纵向延伸,另一部分放射状走行,最终在骨单位形成毛细血管。另外,也有一些小动脉在进入骨皮质后又穿出骨皮质与骨膜的小动脉相吻合,在局部形成动脉网。髓腔内的一些小动脉形成髓内毛细血管,负责骨髓的血供。中央管内常常存在两条管壁很薄的血管,一条较细的动脉和一条较粗的静脉,两者形成两个方向的血流,但也有中央管内只存在一条毛细血管的现象。

(二)骨血流量及其调节

1.骨循环的生物力学

骨髓内存在的固有压 $6.0～8.0$ kPa($45～60$ mmHg)高于骨外毛细血管压力,通过这个驱动压压力差可驱使血流朝向骨皮质;骨髓腔在心脏搏动时会产生 $1.1～1.3$ kPa($8～10$ mmHg)的搏动压,每一次心脏搏动将会增进骨的离心血流;肌肉间隔内的静脉存在丰富的静脉瓣,肌肉收缩可以使静脉排空,同时静脉瓣可阻止血液倒流,随着肌肉收缩活动,可通过"肌肉泵"作用将血液从骨泵回心脏。

2.骨的血流量

成人在休息状态时骨内的血流量约占心排血量的 20%。

3.骨内血管的神经体液调节

骨和骨膜由交感神经和感觉神经支配。骨内血管存在肾上腺素能收缩反应受体。缩血管神经活性物质包括酪氨酸羟化酶和神经肽 Y 等,扩血管神经活性物质包括降钙素基因相关肽、血管活性内源肽及 P 物质等。值得注意的是骨内血管对缩血管活性物质比较敏感,而对扩血管神经活性物质相对不敏感。另外,骨内一氧化氮也可引起血管扩张反应,但长时间缺血再灌注可明显减少一氧化氮的释放。

(三)静脉回流

骨的静脉系统比动脉系统体积大 6～8 倍,骨的静脉血最终通过骨膜静脉、骨干营养静脉和干骺端静脉回流。长骨的静脉血大部分汇入骨膜静脉丛,少部分静脉血汇入骨的干骺端静脉,另有 5％～10％ 的静脉血汇入骨干营养静脉。长骨髓腔内具有一个较大的中央静脉窦,接受横向分布的静脉血液,这些血液来自骨髓的毛细血管床(即血窦),中央静脉窦的静脉血经骨干营养静脉回流。

第三节 关节的正常结构与病理生理

关节是指骨与骨之间借纤维结缔组织、软骨或骨组织以一定的方式相互连接形成的结构。根据骨间连接组织的不同和关节活动的差异可将关节分为滑膜连接、联合关节(也称微动关节)、纤维性连接、软骨性连接和骨性连接。滑膜连接即滑膜关节,最为常见,其基本结构包括关节面、关节囊和关节腔。关节面上覆有一薄层软骨,称为关节软骨。

一、关节软骨的结构与组成

(一)软骨的结构与类型

软骨结构由软骨组织和软骨膜构成,软骨组织又由软骨细胞和细胞间质构成,软骨细胞被细胞外基质所包埋,基质呈凝胶状,其中含纤维成分。软骨内无血管、淋巴管和神经。软骨具有一定的弹性和硬度,是胚胎早期的主要支架成分,随着胚胎的发育,逐渐被骨所取代,永久性软骨散在分布于外耳、呼吸道、椎间盘、胸廓及关节等处。软骨依其部位不同而作用各异,如关节软骨具有支撑重量和减少摩擦的作用,耳和呼吸道的软骨具有支架作用。依据细胞间质中纤维的不同,软骨分为3种类型:透明软骨、纤维软骨和弹性软骨。

1.透明软骨

透明软骨分布较广,多分布于关节、肋软骨、呼吸道的某些部位。透明软骨新鲜时呈透明状,细胞间质中仅含少量胶原纤维,基质十分丰富。透明软骨内无血管和神经,但在胚胎的软骨内,或较大的软骨内偶尔可见有大血管穿行。

2.纤维软骨

纤维软骨分布在椎间盘、关节盂、关节盘、耻骨联合面的连接处及关节软骨的肌腱附着处。纤维软骨与之相连续的致密结缔组织之间无明显界限,纤维软骨呈白色。纤维软骨细胞间质内存在丰富、成束的胶原纤维,软骨细胞位于软骨陷窝内,散在于纤维束之间。

3.弹性软骨

弹性软骨分布于耳郭、外耳道、咽鼓管、会厌和喉软骨等处。弹性软骨新鲜时呈不透明黄色,其细胞间质内含有大量的弹性纤维,具有明显的可弯曲性和弹性。弹性软骨中纤维成分以相互交织排列、有分支的弹性纤维为主,胶原纤维较少。软骨细胞呈球形,以单个或2～4个同源细胞群的方式分布。

(二)关节软骨的结构

关节软骨多为蓝白色透明软骨,随着年龄增长而色泽有所变暗。软骨质地坚而韧,受压时变形,去压后可恢复原形。关节软骨自关节表面向骨端分为4个区。

Ⅰ～Ⅲ区为非矿化区,Ⅳ区为矿化区。Ⅰ区也称表面切线区,主要成分为与表面平行的胶原纤维,软骨细胞较少、散在分布,细胞小,呈梭形,长轴与表面平行。Ⅱ区也称移行区或中间区,软骨细胞较大,呈圆形或椭圆形,细胞散在分布。Ⅲ区也称辐射区,软骨细胞呈柱状排列,方向与关节表面垂直,细胞可见退变迹象,表现为核染色质致密、外形不规则、内质网扩张、线粒体扩大呈球形乃至空泡化等。Ⅳ区即矿化区,软骨细胞较大,呈现进一步退变现象。此区的主要特征是以钙沉积为主的软骨间质矿化。

(三)关节软骨的组成

1.软骨细胞

透明软骨的细胞被包埋在软骨基质内,其所占据的基质内小腔,称为软骨陷窝。生理状态下,软骨细胞充满于软骨陷窝。软骨细胞的形态、大小不一,细胞核小、呈圆形,细胞质微嗜碱性,常有一个大的脂滴存在。电镜下,软骨细胞胞质内含有丰富的粗面内质网和发达的高尔基体,线粒体较少。

2.细胞间质

细胞间质由胶原纤维和基质组成。胶原纤维散布于基质中,而基质主要由水和蛋白聚糖组成。①水分是正常关节软骨最丰富的成分,占湿重的 65%~80%。其中 30% 的水分位于胶原纤维的间隙,其他部分位于基质中的分子间隙。当固体基质受到挤压或存在压力梯度时,水分可以在基质中流动,通过组织和关节表面的水分流动,促进营养物质的输送和关节润滑。另外,软骨基质中所含的大量水分使透明软骨呈半透明状。②胶原纤维是基质中主要的大分子结构,占关节软骨干重的 50% 以上。软骨的胶原纤维在分子内或分子间所形成的交错连接可以增加纤维网的三维稳定性,使组织具有张力特性。③蛋白聚糖是一种复杂的大分子,由核心蛋白共价结合糖胺聚糖组成。高浓度的蛋白聚糖使软骨形成十分牢固的凝胶状。

(四)软骨膜和软骨的营养

软骨外面包裹一层较致密的结缔组织(关节软骨的表面无结缔组织),即称为软骨膜。软骨膜分为两层:外层纤维较致密,血管少,细胞稀疏,主要起保护作用;内层纤维较少,血管和细胞较多,主要具有营养的作用。

二、关节的血管、淋巴管和神经

(一)关节的血管

关节的血供主要来自邻近动脉的分支,这些动脉分支在关节周围形成动脉网。从动脉网发出数条动脉分支进入关节囊,并发出骨骺支进入骨骺部,进入关节囊的血管可深入纤维层和滑膜层,形成丰富的毛细血管网。在关节软骨周围,滑膜血管排列成环形网,形成关节血管环。

(二)关节的淋巴管

关节囊的内层和外层均有淋巴管网。淋巴管起始于关节毛细淋巴管,最终汇入肢体的主干淋巴管。

(三)关节的神经

分布在关节的神经纤维按其性质可分为 3 种类型:躯体感觉神经、本体感觉神经和自主神经纤维。关节囊纤维层的神经纤维较滑膜层丰富,故纤维层对各类刺激都很敏感。而滑膜层的神经纤维少,对疼痛刺激不敏感,但对温度敏感,冷热刺激可出现相应的血管收缩与扩张反应。

(四)椎间盘的血供和神经支配

发育成熟的椎间盘的血供和神经支配都很有限,血管分布在纤维环表面,可以穿入外层纤维浅层。椎体的血管也紧贴终板走行,并不进入椎间盘。纤维环的表面有单支和丛状无髓鞘神经末梢及包囊状神经末梢分布,部分单支游离神经末梢可进入纤维环的外层。在关节囊和脊柱的韧带中也有游离的包囊状神经末梢。

三、关节的辅助结构

(一)韧带

韧带由致密结缔组织构成,呈扁带状、圆束状或膜状,一般多与关节囊相连,形成关节囊局部特别增厚的部分,有的则独立存在。韧带的附着部与骨膜或关节囊相编织。韧带的主要功能是限制关节的运动幅度,增强关节的稳固性;其次是为肌肉或肌腱提供附着点,有的韧带如膝关节的髌韧带本身就是由肌腱延续而成的。此外尚有一些韧带位于关节内,叫关节(囊)内韧带,如股骨头圆韧带、膝交叉韧带等,它们的周围都覆以滑膜。

(二)关节盘

一些关节的关节腔内生有纤维软骨板结构,称为关节盘。关节盘的周缘附着于关节囊,关节盘将关节腔分隔为上、下两部,其作用:一方面使关节头和关节窝更加适应;另一方面关节运动分别在上、下关节腔进行,增加了关节运动的灵活性和多样性,而且它也具有缓冲震荡的作用。膝关节内的关节盘不完整,是两片半月形的软骨板,称为半月板,其功能与关节盘相似。

(三)关节唇

关节唇是由纤维软骨构成的环,围在关节窝的周缘,以加深关节窝,增加关节的稳固性。

(四)滑膜襞

关节内滑膜结构由疏松结缔组织构成,紧贴关节囊纤维层的内面,附着于关节软骨的周缘,除了关节软骨、关节盘及纤维软骨性半月板的中央部分以外,滑膜覆盖关节内的一切结构。关节的血管穿过纤维层,在关节面周围的滑膜内形成丰富的血管网。

关节的滑膜层突入关节腔形成的皱襞称为滑膜襞,如襞内含脂肪组织则形成滑膜脂肪襞或脂垫,有时滑膜层从纤维素缺如处突出,形成滑膜囊。关节软骨边缘的滑膜皱襞可以使该组织随着关节活动被拉长而不受损伤。滑膜脂垫可以在关节活动引起关节腔的形状、容积和压力发生改变时(尤其是负重较大时),起缓冲作用。

光镜下,滑膜细胞通常呈椭圆形,有许多的胞浆突起,但是细胞间的形态可以有明显差异。滑膜层内表面常有些微小的突起,称为滑膜绒毛。滑膜绒毛可以增加滑膜的面积,正常人体中各个关节的滑膜面积总和约为 1 000 cm^2,有利于滑液的分泌和吸收。随着年龄的增长,绒毛的数量和大小也增加,但是在某些病理情况下则有明显增加。

四、关节软骨的病理生理

(一)关节软骨的衰老

关节软骨中软骨细胞的数量成熟软骨较未成熟软骨少,成熟软骨细胞的分布没有未成熟软骨均匀,成熟软骨的组织结构也与未成熟软骨不同,各层特征差别很大,特别是在深层。软骨细胞的排列变化较大,由浅层与关节表面平行逐渐转变为与关节表面垂直的柱状排列。成熟关节软骨 I～III 区的软骨细胞形态较未成熟软骨小,III 区软骨细胞逐渐出现核染色质致密、外形不规则、内质网扩张、线粒体扩大呈球形乃至空泡化等退行性改变,IV 区软骨细胞进一步退变现象。

关节软骨的化学成分变化:未成熟软骨的水分含量较高,随着骨骼的发育成熟逐渐减少到一个稳定水平。胎儿关节软骨胶原含量相对较低,出生后关节软骨胶原含量达到成人水平。关节软骨在出生时蛋白聚糖的含量最高,随着骨骼发育而逐渐减少。

(二)关节软骨的损伤

1.关节软骨的损伤改变

关节软骨的损伤主要涉及关节软骨和关节内软骨盘的损伤。轻微损伤可能只引起关节软骨面的表浅损伤;较重的损伤可导致关节软骨骨折、碎裂或脱落,后期关节内形成的游离体或脱落的软骨碎片会引起关节交锁。关节内软骨盘的损伤多见于膝关节半月板的损伤。

2.关节软骨损伤的病理变化

关节软骨受到创伤后,软骨细胞肿胀、崩解、坏死,细胞内释放的蛋白质溶解酶及胶原酶破坏软骨基质,使蛋白聚糖降解或丧失,胶原纤维暴露。损伤的软骨组织间出现裂隙,裂隙被肉芽组织充填,逐渐形成纤维软骨;部分软骨脱落成为游离体。严重软骨面损伤可致软骨下骨暴露,甚至伴随软骨下骨骨折、出血,继而发生新骨形成,使骨的硬度增加,软骨的弹性下降,吸收震荡、缓冲应力的生物学功能降低。

(三)关节软骨的退行性改变

关节的损伤及退变使关节软骨表面不光滑,有脂质和色素沉着,关节软骨从蓝色透明逐渐转变为浅黄色不透明,在负重区可出现局部凹陷、浑浊、糜烂,软骨厚度变薄。晚期软骨表面粗糙不平,软骨碎裂、剥脱,软骨下骨暴露。骨性关节炎软骨细胞和基质的退行性改变导致关节软骨结构和功能的丧失,并伴随着软骨的修复和重建过程。

1.关节软骨细胞的退行性改变

关节软骨退变早期软骨细胞密度降低,细胞结构和成分出现多种退变。关节软骨表层出现软骨纤维化、表层软骨细胞增殖及表层软骨劈裂改变。随后退变处软骨变薄、裂开或溃疡样变,严重者软骨完全消失,软骨下骨暴露。骨性关节炎软骨的早期改变是胶原网状结构破坏,蛋白聚糖伸展,胶原浓度降低而水的含量增加。随着骨性关节炎病情恶化,软骨内细胞进一步减少,甚至大片区域内所有细胞实质全部消失。

2.关节软骨周围基质的退行性改变

关节软骨退变时其基质也发生变化,细胞外基质浅层裂开呈丝绒状。基质水含量明显降低,胶原纤维的超微结构排列方面表现为网状结构不整齐,表面膨胀,水含量增加,张力刚度降低,抗张强度减弱。严重骨性关节炎时软骨破坏严重,胶原的浓度随着其他成分的减少而减少,蛋白聚糖减少较胶原减少更为显著,使骨性关节炎在进展期胶原网络张力刚度和抗张强度显著减低。

五、滑膜的病理生理

关节滑膜损伤后出现滑膜组织挫伤、撕脱或断裂,滑膜内有充血、水肿和中性粒细胞浸润。镜下可见滑膜血管通透性增加,使血浆渗出,纤维蛋白进入关节腔内;局部炎性细胞增多、聚集;滑膜细胞增生活跃,分泌滑液量增加;细胞分泌的蛋白溶解酶使关节表面的胶原成分破坏。轻度的滑膜缺损可因滑膜细胞增生而迅速修复,其他结缔组织细胞也可通过滑膜细胞增生而参与滑膜的修复过程。

关节退变时,滑膜表面皱襞和绒毛增多,滑膜细胞的细胞质减少,滑膜纤维化,滑膜下层的弹性纤维和胶原纤维增多。

六、关节囊、韧带的病理生理

(一)关节损伤时关节囊的病理

创伤导致的关节囊破裂、关节脱位使损伤关节囊的滑膜层及纤维层出现明显的创伤反应,如微血管破裂出血、体液渗出、修复细胞增生、细胞分泌基质增加、胶原纤维增生,最终达到关节囊损伤部位的愈合。

(二)关节外韧带的愈合过程

关节外韧带的愈合过程可分为以下几个阶段。

1.Ⅰ期(炎症期)

韧带撕裂导致毛细血管破裂并在局部形成血肿,血凝块中炎症介质的释放会增加局部毛细血管的通透性,促进炎症细胞的局部趋化。

2.Ⅱ期(基质和细胞增生期)

成纤维细胞、巨噬细胞和肥大细胞增生,胶原纤维合成活跃,新生的毛细血管芽与原有的毛细血管相互连接。

3.Ⅲ期与Ⅳ期(即改建期与成熟期)

损伤局部细胞和血管的数量逐渐减少,而胶原浓度逐渐增加;基质合成下降,而基质的生化性质逐渐向正常韧带转变。韧带愈合一般需要 12 个月,甚至更长的时间才能完成所有的重建工作。

第四节　肌肉、神经的构造和生理

一、骨骼肌的构造与功能

全身骨骼肌有 600 多块,约占体重的 40%,分布于头、颈、躯干和四肢。骨骼肌多附着于骨,与其辅助装置一起共同组成身体的运动系统。

(一)肌的构造

肌由肌腹和肌腱两部分构成。肌腹位于肌的中部,由肌纤维组成,是肌的主体部分,具有收缩功能。整块肌的外面由结缔组织肌外膜所包裹,肌外膜发出的纤维隔伸入肌腹将肌腹分隔并包裹成若干肌束,包裹肌束的结缔组织称为肌束膜。神经、血管和淋巴管随着结缔组织深入肌纤维之间,肌外膜和肌束膜向两端融合于肌腱。肌腱位于肌的端侧，一端附着于骨，而另一端连接肌腹。肌腱主要由胶原纤维束构成，色白而坚韧，肌腱虽无收缩功能，但可抵抗较大的张力。阔肌的肌腹和肌腱都呈膜状，故其肌腱称为腱膜。

(二)骨骼肌的形态

肌的形态各异，根据其形态大致可分为长肌、短肌、阔肌、轮匝肌四种基本类型。此外，根据肌的长轴与肌束方向的不同可分为：①与肌束方向平行的梭形肌和菱形肌；②半羽状排列的半膜肌、指总伸肌；③羽状排列的股直肌；④多羽状排列的三角肌、肩胛下肌；⑤放射状排列的斜方肌等。

(三)骨骼肌的辅助装置

肌的辅助装置包括筋膜、滑膜囊和腱鞘等。这些辅助装置具有保持肌肉位置、协助肌肉运动、减少运动摩擦等功能。

1.筋膜

筋膜又分为浅筋膜和深筋膜。浅筋膜位于真皮之下，由疏松结缔组织构成，内含浅动脉、浅静脉、淋巴结、淋巴管和皮神经等结构，浅筋膜对以上组织结构具有一定的保护作用。深筋膜位于浅筋膜的深面，由致密结缔组织构成，包裹肌肉、深部血管神经束和内脏器官等结构。

2.滑膜囊

滑膜囊位于肌腱与骨面之间，为结缔组织的薄壁小囊，内含滑液。滑膜囊大多独立、封闭，但也有滑膜囊与邻近的关节腔相通。滑膜囊的主要功能是减少肌腱与骨面之间的摩擦。

3.腱鞘

腱鞘是包绕在肌腱外的鞘管，多位于活动性较大的腕、踝、手指和足趾等处。腱鞘由纤维层与滑膜层两部分构成，纤维层位于腱鞘外层，有约束肌腱的作用；滑膜层包括包绕肌腱的脏层和紧贴纤维层内面的壁层，两层之间含有少量滑液，肌腱可以在鞘管内自由滑动。

(四)骨骼肌的作用

骨骼肌在骨与关节的协同下，通过骨骼肌的收缩和舒张完成各种躯体运动。基本运动形式：①平衡杠杆运动，如仰头和低头时寰枕关节的运动；②省力杠杆运动，如起步抬足跟时踝关节的运动；③速度杠杆运动，如举重物时肘关节的运动。

二、神经组织的构造与功能

神经系统是人体结构和功能最复杂的部分,可分为中枢神经系统和周围神经系统。中枢神经系统包括脑和脊髓,周围神经系统包括脑神经和脊神经。周围神经又根据其分布部位的不同分为躯体神经和内脏神经。在周围神经系统中,躯体神经和内脏神经都有感觉和运动纤维成分,分别称为感觉神经和运动神经。神经系统的基本组织是由神经元和神经胶质细胞构成的神经组织。

(一)神经元

神经元又称神经细胞,是神经系统结构和功能的基本单位。人体内有数以亿计的神经元,其作用是接受外界刺激和传导神经冲动。神经元是带有突起的细胞,由细胞体和细胞突起构成。细胞体发出的突起包括轴突和树突,轴突较长,通常只有一条,但可以发出侧支,其功能是把神经冲动从轴突起始部传向其末端;树突往往有多个,主要用来接受其他神经元或感受器的传入信息。细胞体和细胞突起之间的物质交换称为轴浆运输,如果神经元细胞体受损,轴突就会溃变或凋亡。

(二)突触

突触是两个神经元之间或神经元与效应器细胞之间相互接触,并借以传递信息的结构。大部分突触形式是一个神经元的轴突末梢与另一个神经元的树突或胞体接触,称为轴-树或轴-体突触,也有轴-轴、树-树或体-体突触形式存在。体内大多数突触为化学性突触,少数为电性突触。

(三)神经胶质细胞

中枢神经系统中,神经胶质细胞有以下几种:①星形胶质细胞,它是最大的胶质细胞,其数量繁多,对神经元起支持、调节、营养和引导等作用;②少突胶质细胞,是中枢神经系统内含有髓神经纤维的髓鞘细胞;③小胶质细胞,为可吞噬自然退变残余物的神经胶质细胞;④室管膜细胞,位于脑室系统表面,参与脑脊液与神经组织之间的物质交换。

周围神经系统中,神经胶质细胞有以下两种:①施万细胞,又称神经膜细胞,是包绕外周神经并形成轴突髓鞘的神经胶质细胞,起绝缘、支持、营养等作用;②卫星细胞,可为周围神经系统的神经元提供物理支持。

(四)周围神经系统

周围神经系统中的神经元轴突聚集成束,以周围神经的形式分布于全身的各个器官及组织间隙。一条神经常常由多条神经纤维束所组成,而每个神经纤维束又包含有若干条神经纤维在内。每条神经纤维表面的薄层结缔组织称为神经内膜,包绕在每条神经束外的薄层结缔组织称为神经束膜,而包裹在一条神经表面的薄层结缔组织称为神经外膜,在这些结缔组织中都存在有小血管和淋巴管结构。

1.神经纤维

神经纤维由神经元的突起及包绕它的神经胶质细胞构成,因神经元的突起细长如纤维,故称为神经纤维。根据神经胶质细胞是否在神经元突起周围形成髓鞘,将其分为有髓和无髓神经纤维两大类。

(1)有髓神经纤维:神经元轴突被周围的施万细胞膜部反复缠绕形成多层膜的髓鞘结构,髓鞘呈长卷筒状,一个接一个套在轴突外面。髓鞘之间形成不完全连接,局部狭窄且轴膜部分裸露,称为郎飞结。相邻两个郎飞结之间的一段神经纤维称结间段。

(2)无髓神经纤维:神经元轴突周围被施万细胞的细胞质和细胞核所在部分所连续包绕,其外并不形成髓鞘包裹,故无郎飞结。往往多条轴突被包绕在一个施万细胞内。

2.神经末梢

神经末梢是周围神经纤维的终末部分,按功能可分为感觉神经末梢和运动神经末梢两类。

(1)感觉神经末梢:是感觉神经元(假单极神经元)轴突的末端,通常和周围组织共同构成感受器。常见的感受器形式如下:①游离神经末梢:由较细的有髓或无髓神经纤维的终末部分反复分支而成。②触觉小体:分布在皮肤的真皮乳头处,以手指掌侧皮肤内最为多见。③环层小体:广泛分布在皮下组织、腹膜、肠系膜、韧带和关节囊等处。④肌梭:是分布在骨骼肌内的梭形感受器。

(2)运动神经末梢:是运动神经元的轴突在肌组织和腺体的终末结构,支配肌纤维的收缩,调节腺细胞的分泌,可分为躯体和内脏运动神经末梢两类。

躯体运动神经末梢分布于骨骼肌,是位于脊髓前角或脑干的运动神经元胞体发出的长轴突,在抵达骨骼肌时失去髓鞘,其轴突反复分支并形成葡萄状终末,与骨骼肌纤维之间建立突触连接,此连接区域称为运动终板或神经肌连接。

内脏运动神经末梢主要分布于心肌、内脏及血管的平滑肌和腺体等处。

3.神经节

在周围神经系统中,若干神经元胞体聚集在一起构成周围神经节。周围神经节依据其所在部位和功能的不同分为脑神经节、脊神经节和内脏运动神经节。

4.周围神经再生

神经损伤后,神经纤维与胞体离断后数小时即发生神经纤维的溃变,具体表现为轴突、髓鞘及末梢部分出现膨胀,继而崩裂、溃解成小滴状碎片。神经元的胞体肿胀,细胞核从中央移到胞体边缘,胞质内尼氏体明显减少,胞质着色变浅。

周围神经损伤后2～3周,神经纤维的再生过程开始。神经元胞体中的尼氏体逐渐恢复正常形态,细胞核回到中央,胞体不断合成新的蛋白质及其他产物输向轴突,使残留的近侧段轴突末端向远侧生出数条轴突幼芽。轴突再生幼芽部分穿过神经纤维断裂处的施万细胞桥,并沿着施万细胞形成的基膜管向远侧生长。当其中一支轴突幼芽不断生长到达原来神经纤维末梢所分布的组织器官,并且轴突幼芽继续增粗、髓鞘也逐渐形成、神经纤维的功能逐渐恢复时,则神经纤维的再生过程完成。其余的再生轴突幼芽分支同时退化或消失,但也有部分幼芽会进入神经的结缔组织内,形成神经瘤。

第二章　骨科常用固定技术

第一节　石　膏　固　定

石膏固定是骨伤科外固定方法之一。医用石膏是天然的硫酸钙石,经过粉碎、加热、脱水而形成的非结晶粉末,将这种石膏粉末与吸水纱布制成的石膏绷带,在温水中浸泡,缠绕于肢体,干燥后,即变成坚硬的固体,达到塑形、固定的目的。石膏绷带的优点是可塑性大,可随被固定部位的长短、粗细及不同体形任意塑形,固定牢固,搬运便利。但缺点是弹性小,石膏固定后,变成一个坚硬的外壳,当肌肉收缩时,石膏壳不能随着肢体一起活动,尽管制作时比较合适,但当早期肿胀消退或晚期肌肉萎缩时,石膏与肢体之间就有一定的空隙,骨折往往在石膏内变位。石膏绷带又常需固定骨折上下两关节,影响功能锻炼,甚至发生关节强直。因此,在我国过去大部分四肢骨折用石膏固定的,现在差不多被夹板固定所代替,石膏绷带在骨折治疗上已大大缩小其使用范围。但目前对于关节内骨折、手术切开复位后的骨折、骨与关节结核或化脓性骨髓炎、矫形及关节融合术后,有时仍需采用石膏固定。

一、常用石膏绷带类型

(一)石膏托

将石膏绷带按需要长度折叠成石膏条带浸泡后敷贴于肢体的一侧,再用纱布绷带包缠、固定与成形。一般上肢石膏托需用 10 cm 宽的石膏绷带 10～12 层,下肢石膏托需用 15 cm 宽的石膏绷带 12～15 层。石膏托的宽度一般以能包围肢体周径的 2/3 左右为宜。

(二)石膏夹板

按照做石膏托的方法制作 2 条石膏带,分别置贴于被固定肢体的伸侧及屈侧,用手抹贴于肢体,再用纱布绷带包绕而成。

(三)石膏管型

本方法是指用石膏绷带和石膏条带结合包缠固定肢体。即在石膏夹板的基础上改纱布绷带为石膏绷带固定,使前后石膏条成一个整体,适用于上肢和下肢。

(四)躯干石膏

本方法是指采用石膏条带与石膏绷带相结合包缠固定躯干,常用的躯干石膏有头颈胸石膏、石膏围领、肩人字石膏、石膏背心、石膏腰围及髋人字石膏等。随着新材料、新工艺的不断进步,新的外固定器具的不断出现,涉及躯干部位大型石膏固定的应用范围已逐渐减少,如硬塑领和充气领代替了石膏围领、肩外展支架代替了肩人字石膏、脊柱器具代替了石膏背心、蛙式外固定器具代替了蛙式石膏等。这些外固定器具因其重量轻、透热性能好、拆装方便等优点,为广大患者所接受。

二、石膏固定的关节功能位置及范围

石膏固定的各关节功能位置和范围见表 2-1。

表 2-1　各关节功能位置和固定范围

骨与关节		功能位置	固定范围
肩关节	肱骨	上臂外展 45°～60°,前驱 30°外旋 15°,肘关节屈肘 90°,前臂稍旋前,拇指尖对准鼻尖为准	肩人字石膏:包括胸、肩、肘及前臂,女性应托起乳房,以防受压
肘关节	尺桡骨	屈肘 90°,前臂一般中立位	自腋部起,下达手掌远侧横纹肘下至手掌远侧横纹
腕关节	手部	腕背伸 20°～30°,手半握拳,拇指对掌	肘下至手掌远侧横纹
手指关节	指骨	掌指关节屈曲 60°,指间关节屈曲30°～45°	前臂至手指
髋关节	股骨	屈曲 15°～20°,外展 10°～15°,外旋 5°～10°	髋人字石膏:从乳头至足趾,必要时包括对侧髋关节,下达膝上部
膝关节	胫腓骨	屈膝 10°～15°,小儿全伸	大腿至足趾
踝关节	跟骨	呈中立位,无内外翻	小腿至足趾
脊柱		尽量按正常生理弧度,两髋稍屈,并适当外展,膝关节稍屈曲	T_4 以上包括头颈部,L_4 以下包括两侧大腿

三、石膏固定技术

（一）体位

如无治疗的特殊需要,石膏固定应保持关节处于功能位。关节功能位是相对的,与职业特点密切相关。对于某些关节损伤或其邻近部位的肌腱、韧带断裂,则不能机械地照搬上述关节固定的位置。如跟腱断裂缝合后应采用屈膝和踝关节跖屈固定,尺骨鹰嘴骨折则用伸肘位,踝关节外翻损伤需用内翻位固定,内翻损伤则需要外翻位固定等。

（二）放置衬垫

应在被固定的肢体上垫一层薄棉花或穿上袜套,凡骨突部位应加放厚衬垫(图 2-1),以免石膏压伤皮肤而形成压疮。

（三）制作石膏条

将选择合适宽度的石膏绷带在石膏台上按所需长度铺开,并折叠成条状,边铺边用手压平,一般为6层,如单纯用作石膏托或石膏夹板固定,可加厚至 10~12 层。超过膝或肘关节的石膏托,上端需加宽加厚。

（四）浸泡石膏绷带

用铁桶盛温热水(40 ℃左右)将石膏绷带卷轻轻置于温水中,下水时石膏一端向桶底,另一端向上,待气冒完后,用双手轻挤石膏绷带两端,挤出多余的水分(图 2-2)。浸透的石膏绷带应立刻使用,否则会变硬,如勉强使用,由于石膏层间不能紧密接触,影响固定。

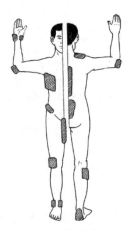

图 2-1　衬垫放置部位

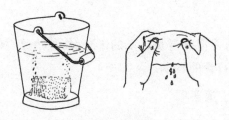

图 2-2　石膏绷带的浸泡与挤水

(五)放置石膏托

将已浸透挤干的石膏托置于需要固定的部位,为避免石膏皱褶,可将其两侧各横向剪开 1/5 左右,呈重叠状,而后迅速用手掌将石膏托抹平,挤出中间的空气,使其紧贴皮肤。对单纯用石膏托固定者,上下端翻转呈双层加以塑形,根据天气情况,若气候干燥者,内层需用浸过水的纱布绷带包扎,外层则用干纱布绷带包扎。包扎时一般先在肢体近端缠绕两层,而后再一圈压一圈地依次到达肢体远端。

(六)石膏固定

石膏管型者,采用石膏固定法,当石膏托放妥后,再取另一浸透但已挤压干的石膏绷带,徐徐缠绕于患肢,或由上而下,或由大而小,做均匀而螺旋式的移动,卷带边相互重叠 1/3～2/3,切忌漏空,同时不断用手抹平和塑形,使每层之间紧密相接。绷带应与肢体纵轴垂直,为了适应肢体上下的粗细不同,可将绷带宽面下 1/3～2/3 折叠起来,以消灭绷带间的空隙,而不能采取把石膏绷带向上拉紧的方法(图 2-3)。在上石膏的过程中,应以手掌托扶石膏,切忌用手指压迫,以免该处凹陷,形成压力点,造成术后压迫性皮肤坏死。应密切注意肢体的功能位置,不可随意改变肢体的伸屈度,以免石膏折断,或者造成石膏折叠,引起术后该处压迫性压疮,甚至肢体坏死。

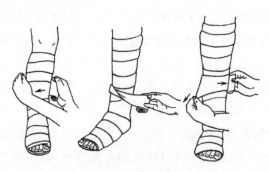

图 2-3　包缠石膏绷带的方法

（七）修整石膏

包扎完毕后，用剪刀剪除过长过多的部分，修整边缘，抹平石膏面，在石膏面上注明骨折类别和上石膏的日期。

四、石膏固定后注意事项

（1）石膏固定完成后，要维持体位直至完全干固，以防折断，应避免肢体屈伸或挤压变扁。为加速石膏的干固，可用电吹风或红外线灯泡烘干。

（2）抬高患肢，以利消肿，下肢可用软枕垫高，上肢可用输液架悬挂，肢体肿胀消退后，如石膏固定过松失去作用时，应及时更换石膏。

（3）患者应卧木板床，并须用软垫垫好石膏，注意保持石膏清洁，勿使污染；变动体位时，应保护石膏，避免折断或骨折错位。

（4）石膏固定后应防止局部皮肤（尤其是骨突部位）受压，观察患肢远端的温度和知觉，如有肢体受压现象，应及时将石膏进行全层剖开松解，进行检查，并作相应处理。

（5）石膏固定后应定期进行 X 线摄片检查。

（6）石膏固定期间，应指导患者及时进行未固定关节的功能锻炼。

（7）寒冷季节应注意患肢外露部分保暖，炎热季节，对包扎大型石膏的患者，要注意通风，防止中暑。

第二节　持　续　牵　引

持续牵引是通过牵引装置沿肢体长轴或躯干利用作用力和反作用力，以达到缓解肌肉紧张和强烈收缩、协助骨折和关节脱位的整复和固定、防止和矫正软组织挛缩畸形，以及对某些疾病术前软组织松解和术后制动的一种治疗方法。牵引力主要是由悬垂重量提供，反牵引力（反作用力）一般是利用患者身体的体重。抬高床脚可加大牵引力，或用支架（如托马式架）上端的圆圈抵住骨盆的坐骨结节，作为牵引时反作用力的支撑点。

持续牵引对骨折既是复位的一种手段，也是维持复位的措施，它可以克服肌肉的收缩力，矫正肢体的短缩。对有移位的多数骨折来说，往往需要在施行持续牵引前或短期牵引后，采用手法复位矫正侧方移位。又因需要牵引的骨折多属不稳定性骨折,在骨折对位满意后,多需采用夹板固定,以控制骨折侧向移位或成角趋向。

持续牵引有皮肤牵引、骨牵引及牵引带牵引。临床应根据患者的年龄、体质、肌肉发达的程度、骨折的部位和类型、软组织病变性质和损伤情况,予以合理的选用。牵引的重量应以缩短移位程度和患者体质而定,应随时注意调整。牵引的方向一般应与所牵引的骨干纵轴一致,而多向牵引时则需使其合力方向作用于所要求的牵引力线上。各种不同的牵引方法都有其适应范围、操作要领和注意事项,现分述如下。

一、皮肤牵引

皮肤牵引是用胶布贴于伤肢的皮肤上,连接牵引重锤,通过滑车进行牵引,其牵引力是通过皮肤间接牵开肌肉的收缩力而作用于骨骼的。皮肤牵引简单易行,安全无痛苦,但牵引的重量有限,故牵引力较小。皮肤牵引多用于下肢。

(一)适应证

(1)小儿下肢骨折。

(2)老年人肌肉萎缩的不稳定型下肢骨折。

(3)不需要较大牵引力的短期牵引。

(4)防止或矫正髋、膝关节的屈曲和挛缩畸形。

(二)术前准备

1.皮肤准备

在牵引部位剃毛,用清水洗净,以免影响胶布黏合力,并用乙醇消毒,防止偶因皮肤牵引而致皮肤感染。

2.皮肤牵引装置的准备

根据患者肢体的粗细,取宽为5～8 cm的胶布,长度为从骨折线上方约4 cm至足底长的2倍,再加20 cm,后者为绕过足底贴在木板上和留出空隙的长度,在胶布的中段贴上方形木板,并将胶布末端撕开约10 cm,方形木板的宽度约较两踝稍宽一些,中间有一孔,并穿入牵引绳,以备牵引(图2-4)。

3.其他用品

准备复方安息酸酊1瓶,绷带数卷、牵引支架1个、牵引砝码等。

(三)操作步骤

(1)在骨突起处,如内、外踝,腓骨小头等,要用棉花或纱布垫好,不使胶布直接贴该处,以免压迫皮肤形成坏死。

(2)在患肢两侧皮肤涂一层复方安息酸酊,以增加皮肤黏性,并可防止皮肤发生水疱。

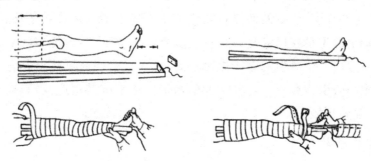

图 2-4　皮肤牵引

(3)将预先准备好的胶布,从超过骨折线以上 4 cm 处起贴于肢体两侧,胶布必须贴的平整,不要有皱褶,为了适应肢体形状,可在其边缘上剪一些斜形小口。为了使胶布粘着牢,可另用 1~2 cm 宽的胶布分段粘贴在上述胶布上绕肢体呈半环形固定,但不能作环形或螺旋形缠绕在肢体上,以免造成血液循环障碍。

(4)胶布外面用绷带自下而上地缠绕固定。但不要盖住上端,以便观察胶布有无滑脱。

(5)将已准备好铺有布托带的下肢直膝牵引支架套入患肢,患肢需垫高,超过心脏水平。从方形木板中央小孔穿出的牵引绳,系上牵引重量,通过滑车进行牵引,其重量应根据患者年龄、体重和骨折移位情况而定,开始用 2~3 kg,以后根据情况调节牵引重量,但一般不超过 6 kg。

(四)注意事项

(1)经常测量患肢长度,以便及时调整牵引重量。如患肢短于健肢 1 cm 以上,为牵引力不够,应增加重量;比健肢长 1 cm 以上,为牵引过度,应减少重量。

(2)经常检查牵引装置,如有绳索磨损或滑动不灵,应及时调换,如胶布滑动太多,亦须更换,如发生水疱应予抽吸,水疱过多应停止皮肤牵引。

(3)下肢牵引要防止足下垂,注意观察足趾血液循环,上身应经常活动。

二、骨牵引术

骨牵引是在患肢远端的特定部位,在无菌条件下,将骨圆针或牵引钳穿入骨骼内,系上牵引装置进行牵引的方法。骨牵引为直接牵引,因牵引力是直接作用于骨骼,故可承受较大的牵引重量,牵引力较大,而且阻力小,可持久使用,是持续牵引最常用的方法。

(一)适应证

骨牵引多用于肌肉发达的成年人及需要较长时间或较大重量的牵引患者。如成人肌力较强大部位的骨折,尤其是不稳定性骨折、开放性骨折、骨盆骨折、髋臼骨折及髋关节中心脱位等。它能有效地纠正骨折重叠或关节脱位所造成的畸形,同时也利于肢体检查、局部伤口的处理、远近端关节的功能锻炼,以及某些手术前的准备,如陈旧性股骨颈骨折行人工关节置换术前、关节挛缩畸形患者术前等。5 岁以下的儿童骨折,如需采用骨牵引,骨圆针的贯穿处应避开骨骺,以免影响骨的生长发育。

(二)牵引部位

1.尺骨鹰嘴牵引

肘关节屈曲 90°,自鹰嘴最突起的稍下部(正对肱骨下端的髁部)穿入骨圆针。

2.股骨髁上牵引

自股骨下端内收肌结节以上 2 cm 处向外侧穿针,注意不可过于向前,以免伤及膝关节的髌上滑囊。或通过髌骨上缘在皮肤上向外侧画一横线,另自腓骨头前缘向上述横线引一垂线,两线相交之点为钢针穿出部位,与此点相应的股骨下端内侧的一点,即为钢针穿入部位。

3.胫骨结节牵引

自胫骨结节最高点向后 2 cm 和向下 2 cm 处,由外向内侧穿针。

4.跟骨牵引

自内踝尖部和足跟后下缘相连线的中点处,由内向外侧穿针。

5.颅骨牵引

颅骨牵引适用于颈椎椎体骨折、关节突脱位交锁的患者。部位是在两乳头之间向上画一连线,再画一头颅矢状直线,以此两线交叉点为中心点,离中点两侧等距处(5~6 cm)为穿针部位(图 2-5)。

(三)术前准备

(1)做一般的无菌小手术器械准备。

(2)准备消毒的骨圆针、手摇钻、金属锤子。

(3)准备其他用品,如牵引架、牵引弓、牵引绳、滑轮和牵引砝码等。

(4)皮肤清洗干净,并消毒。

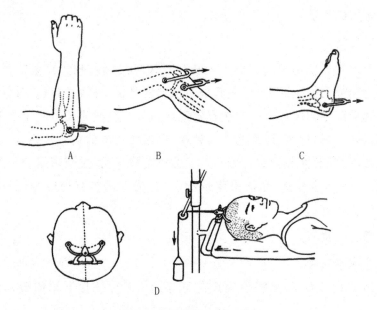

图 2-5　各种骨牵引示意图

（四）操作步骤

（1）确定牵引贯穿部位，先将该处皮肤轻轻拉向近心端，以免牵引时皮肤张力过大。

（2）由皮肤至骨膜用 0.5%～1.0%普鲁卡因浸润麻醉。

（3）将骨圆针由进入侧穿入皮肤，直达骨骼。

（4）扶正伤肢，进行穿刺，穿骨圆针时，可用金属锤捶入，也可用手摇钻，将骨圆针接入钻头上钻入。穿过骨质时，应保持骨圆针的正确方向。

（5）骨圆针的出入口处，用小块纱布覆盖，或以纱布条缠绕并固定。

（6）安置牵引弓于骨圆针的两端，注意弓与皮肤间应有相当距离，不可压迫皮肤；骨圆针露在弓外的针尖，要套上有橡皮塞的小瓶，以免刺伤患者或工作人员。

（五）注意事项及术后处理

（1）牵引重量应根据患者年龄、体重、肌肉发达情况、骨折部位、移位程度，结合 X 线检查来决定。一般股骨牵引重量相当于体重的 1/7～1/10，胫骨、跟骨牵引重量一般不超过 5 kg，上肢、颅骨的牵引重量一般为 2～4 kg。对骨折或脱位患者，牵引重量应一次加到适当最大量。一旦复位后，即应将重量减至维持重量，牵引的最初几天，每天应测量肢体长度，检查骨折复位情况，并随时调整牵引重量,以防过度牵引。

(2)下肢牵引时,应抬高床脚,充分利用患者体重作为反牵引,患者健肢抵住小木箱,可以加强牵引。

(3)每天检查整个牵引装置 1～2 次,保持牵引绳与肢体长轴方向一致。注意骨圆针是否松动,牵引绳有无障碍,以及患肢血液循环情况是否正常。如发现上述问题,应及时处理。

(4)牵引期间,应鼓励患者经常进行功能锻炼,以防止肌肉萎缩,关节僵硬。

(5)牵引期间,骨牵引针眼处每天用乙醇棉签涂擦 1 次。牵引时间一般为 4～8 周。

三、牵引带牵引

牵引带牵引是利用牵引带系于患者肢体某一部位,再用牵引绳通过滑轮连接牵引带和重锤对患部进行牵引。这种牵引对骨折和脱位有一定的复位和固定作用,还可缓解和治疗软组织疼痛和挛缩。根据使用部位不同,有枕颌、骨盆、上肢和下肢牵引带牵引。

(一)枕颌带牵引

枕颌带牵引是用枕颌带套在颌下和枕后,在重锤牵引下,间接牵引颈椎的方法(图 2-6)。

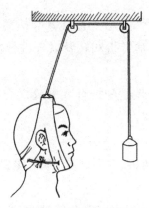

图 2-6　枕颌带牵引

1.适应证
颈椎间盘突出症和颈椎骨折与脱位等。

2.牵引用具
枕颌带、床头滑轮挂架、牵引绳、扩张器、分开板、砝码等。

3.操作方法

枕颌带牵引有两种牵引方法,一为坐位间断牵引,将枕颌带套在患者下颌和枕骨粗隆部,捆好扎带,用扩张器将两带分开,拴好牵引绳,连接砝码作滑动牵引,每天2次,每次 20～30 分钟,重量为 4～6 kg。二为卧床持续牵引,仰卧位,可垫高床头 15～20 cm,利用患者自身体重作反牵引,牵引重量为 2.5～5.0 kg。

4.注意事项

(1)采取坐式牵引时,应选择合适的座椅,以高低合适、坐垫松软并带有靠背的椅子为宜,务必保持腰背部舒适。

(2)卧位牵引时,应选择一个可用于牵引的床铺,于床头的横梁上安装一个牵引滑车,或选用挂钩式牵引架。

(3)牵引角度在牵引的治疗中起着极其重要的作用。一般对颈型、神经根型颈椎病患者进行牵引时,头颈宜前屈 15°～30°。椎动脉型颈椎病患者多采用垂直位牵引。无关节交锁的颈椎骨折,采用头颈略后伸的卧位牵引。伸直型骨折采用中立位卧位牵引。

(4)有少数人开始牵引时,有头痛、颈部不适等不良反应可减轻重量,适当调整牵引角度,上述症状多可缓解。对于重度脊髓型颈椎病患者,在牵引时出现下肢症状加重者,应终止牵引。

(二)骨盆悬吊兜牵引

骨盆悬吊兜牵引是利用骨盆悬吊兜将臀部抬离床面,利用体重使吊兜侧壁拉紧向中间挤压对分离的骨盆骨折和耻骨联合进行整复、固定的方法。

1.适应证

骨盆悬吊兜牵引适用于骨盆骨折合并耻骨联合有明显分离,髂骨翼骨折向外移位,严重的骶髂关节分离。

2.牵引用具

骨盆牵引兜、悬吊木棍两根、牵引床架、牵引绳、滑轮、拉手横木棍。

3.操作方法

患者仰卧位,将骨盆牵引兜放于腰及臀部,于带之两端各穿一横木棍,并以绳索系于棍的两端。悬吊于床架上用铁丝制成"S"状钩挂于两侧牵引绳上,然后通过滑轮进行牵引,牵引重量以能使臀部稍离开床面即可(图 2-7),牵引时间为4～6 周。

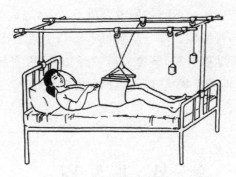

图 2-7 骨盆兜悬吊牵引

4.注意事项

(1)牵引时两横木棍尽可能向中央靠拢,以便加强对骨盆两侧的压力,既可稳定骨折、减少疼痛,又便于护理,患者亦感觉舒适。

(2)有骨盆环破坏的骨折,经 4～6 周悬吊牵引后改用骨盆弹力夹板或石膏短裤固定,一般需要 7～8 周或更长时间才能扶拐下床活动。

(三)骨盆带牵引

骨盆带牵引是让患者仰卧于骨盆牵引床上,骨盆部及胸部被束带捆绑紧后,根据患者的体重及耐受程度,在骨盆束带上连接一定重量或施加一定力量的牵引力的方法。

1.适应证

骨盆带牵引适用于腰椎间盘突出症、腰椎小关节紊乱症、腰肌劳损等。

2.牵引用具

骨盆牵引床、骨盆固定带(多选用皮革或厚实布料制成)。

3.操作方法

骨盆带牵引有两种牵引方法:一为用骨盆牵引带包托于骨盆,两侧各一个牵引带,每侧牵引重量约 10 kg(即每侧牵引的重量为体重的 1/5 左右),足跟一端床架略为抬高(约 15°),便于对抗牵引,此牵引法可进行持续牵引,并结合腰背肌锻炼,可使腰腿痛的症状逐渐消退。二为利用机械大重量间断牵引,即用固定带将两侧腋部向上固定,做对抗牵引,另用骨盆牵引带包托进行牵引,牵引重量先从体重的 1/3 重量开始,逐渐加重牵引重量,最大牵引重量可达与体重相等,每天牵引 1 次,每次牵引 20～30 分钟。

4.注意事项

(1)对有腰椎不稳者,不宜用较大重量牵引,以免加重症状。

（2）牵引中患者若感到腰腿痛加剧或腰闷不适者，应调整牵引的体位、重量、时间，以及牵引带系的松紧度。部分患者可采取双小腿用枕垫高，屈膝 60°～90° 的方法，能更有效地松弛腰背肌，腰椎间隙后缘加宽，更有利于减轻神经根刺激症状。经骨盆带牵引疼痛症状减轻后，应加强腰背肌锻炼。

第三节 夹板固定

夹板固定是我国最古老、应用最广泛的骨折外固定物。在骨折整复后，采用不同的材料，如杉树皮、柳木板、竹板、硬纸板等，根据肢体的形态加以塑形，制成适用于各部位的夹板，内加衬垫，使用时置于患肢，并用布带扎缚，用固定垫配合保持骨折整复后位置的固定方法，称为夹板固定法。中医学从肢体功能出发，重视固定与活动在骨折治疗上的作用，在骨折整复后，采用夹板局部外固定。它一方面通过夹板和固定垫的作用，有效地控制了骨折端不利的活动，保持了局部的相对固定；另一方面因不固定骨折的上、下关节，为整个肢体和全身活动创造了条件，使肢体在骨折愈合期间，能进行适当的功能锻炼，充分发挥活动对愈合的作用，可以达到骨折愈合与功能恢复同时并进的目的。夹板局部外固定治疗骨折，只要约束力适中，就能保持骨折固定的稳定，且不干扰断端所承受的力学状态，并使断面获得有益于骨折愈合的生理应力，为骨折修复创造了良好的力学环境。因此，采用夹板局部外固定治疗骨折，可以防止关节僵硬、肌肉萎缩、骨质疏松、骨折延迟愈合和不愈合等并发症的发生，从而达到骨折愈合快、骨组织修复质量高、功能恢复好的效果。

一、夹板外固定的作用机制

夹板外固定是一种积极的、能动的固定。从骨伤生物力学出发，根据肢体运动学的原理，通过布带对夹板的约束力、固定垫对防止或矫正骨折断端成角畸形和侧方移位的效应力及肌肉收缩活动时所产生的内在动力，使肢体内部动力因骨折所致的不平衡重新恢复到平衡。其固定的原则：①应用力量相等而方向相反的外固定力，抵消骨折端的移位倾向力；②以外固定"装置"的杠杆来对应肢体的内部杠杆；③通过外固定"装置"和患者的自觉活动与努力，可把肌肉收缩活动由使骨折移位的消极因素转变为维持固定、矫正残余畸形的积极因素。

二、夹板固定的适应证

(1)四肢闭合性骨折者。

(2)四肢开放性骨折,创口较小经处理者。

(3)四肢陈旧性骨折适合于手法复位者。

三、夹板局部外固定的形式

(一)夹板局部外固定

夹板局部外固定适用于一般较稳定的四肢骨干骨折。如肱骨干骨折,桡骨、尺骨干骨折及胫骨、腓骨干骨折等。

(二)超关节夹板固定

超关节夹板固定适用于关节附近及关节内骨折。如肱骨外科颈骨折、肱骨髁上骨折、踝部骨折等。

(三)夹板合并器具固定

夹板合并器具固定适用于关节附近的骨折,如不稳定型骨折或下肢骨折等。肱骨外科颈内收型骨折,采用夹板合并外展支架固定;下肢骨折采用夹板合并结合托架固定等。

(四)夹板固定合并皮肤牵引或骨牵引

夹板固定合并皮肤牵引或骨牵引适用于股骨干骨折、不稳定型的胫腓骨干骨折、关节面有损伤的关节内骨折等。

四、夹板局部外固定所用的器材

(一)夹板

1.夹板应具有的性能

夹板是局部外固定最主要用具,应具备以下性能:①塑性:便于塑形,以适应肢体体形和各部位生理弧度。②韧性:有一定的支持力,能起到外固定的支架作用,不致弯曲劈裂或折断。③弹性:可以适应肢体内部压力的变化,当肢体肌肉收缩时,夹板可吸收压力发生变形,肌肉舒张时,形变后的夹板可弹性回位,通过固定垫集中放大,作用于骨折断端,发挥它的持续整复作用。④通透性:有利于肢体在固定期间皮肤呼吸代谢正常进行。⑤质轻:不加重肢体的重量。⑥不妨碍 X 线的穿透。

2.夹板材料的选择

常用的夹板材料有杉树皮、柳木板、竹板、厚纸板、胶合板、铝板、塑料板等。目前市场上销售的多为柳木夹板,柳木具有较好的弹性,适当加热后,可以塑形,按照损伤部位和类型,锯成长宽适宜的夹板,并将四角边缘刨光打圆。需要塑形者,用热水浸泡后,再用火烘烤,弯成各种所需的形状,内粘毡垫,外套袜套,按大小规格配制备用,固定效果较好。在我国南方各地多使用杉树皮制作夹板,因杉树在江南各地盛产,取材方便,费用低廉,制作简便,只需用刀剪即可制成合适的夹板,用胶布粘贴杉树皮小夹板的两面后,可以敲锤塑形制成适当的弧度,用于超关节夹板固定,且具有一定的韧性和弹性,有良好的固定作用。制作时,先将杉树皮表面的粗皮削去,按肢体所需长短、宽窄制作成4块或5块夹板,夹板应修整光滑,两端应剪去锐角或剪成弧形并搣软,垫上棉花,以防夹板两端边缘压伤皮肤。对于手指、足趾、掌骨、跖骨等小骨的骨折或婴幼儿的骨折,可选用小竹片、硬纸板或铝板作为夹板固定材料。

3.夹板制作的要求

夹板的长度随患者肢体长度而定,以固定与活动相结合为原则,分超关节固定和不超关节固定两种。不超关节固定的夹板适用于骨干骨折,其长度应等于或接近骨折段肢体的长度,以不妨碍上下关节活动为度。超关节固定适用于关节内或近关节处骨折,其长度通常超出关节2~3 cm,以能捆住扎带为度。夹板固定一般为4~5块,所用夹板宽度的总和应小于患肢周径,约为患肢周径的4/5,使每块夹板之间留有间隙。夹板过宽过窄,均可影响固定的可靠性。夹板的厚度一般为2~4 mm,股骨的夹板可以稍厚一些,在夹板内面衬以5 mm的毡垫或棉絮,外套袜套或用绷带缠绕即可。

(二)固定垫

固定垫又称压垫,利用它所产生的压力或杠杆力,以维持骨折整复后的良好位置。有矫正轻度残余移位的作用,但不可依赖固定垫对骨折段的挤压作用来代替手法复位,否则将引起压迫性溃疡或肌肉缺血性坏死等不良后果。固定垫必须质软,有一定的弹性,能维持一定形态,有一定的支持力,能吸水,可散热,对皮肤无刺激作用。可用棉花、毛边纸或棉毡等材料制作。固定垫内可置金属纱网或金属丝,便于X线检查识别其位置。固定垫的大小及厚薄必须根据骨折再移位的倾向及放置的部位而定,厚而小、坚硬的固定垫,容易引起压迫性溃疡;薄而大、柔软的固定垫,又因作用力小,不能有效地发挥其固定作用。

1.固定垫的种类

常用的固定垫有以下几种(图2-8)。

(1)平垫:适用于肢体平坦的部位。一般为方形或长方形,其宽度可稍宽于该侧夹板,用以扩大与肢体的接触面;其长度可根据作用部位而定,一般 4～8 cm;其厚度可根据患肢局部软组织的厚薄与强弱而定,为1.5～3 cm。软组织薄弱之处可用较薄的固定垫,软组织丰厚之处可用较厚的固定垫。

(2)坡形垫:适用于肢体斜坡处。做成一边厚、一边薄像斜坡形的固定垫。

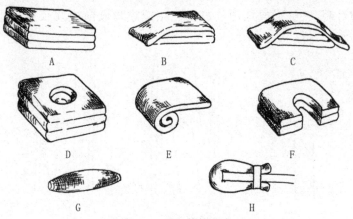

图 2-8 固定垫的种类

A.平垫;B.坡形垫;C.拱桥垫;D.空心垫;E.高低垫;F.合骨垫;G.分骨垫;H.大头垫

(3)拱桥垫:适用于肢体关节附近凹陷处。做成中间厚、两边薄,像拱桥形的固定垫。

(4)空心垫:适用于内、外踝骨折或胫、腓骨骨折等,骨折整复后需在内、外踝处放置固定垫时,为了适应内、外踝的骨隆凸外形,防止局部产生压迫性溃疡,可在平垫中央剪一圆孔。

(5)高低垫:适用于锁骨骨折等,做成一边高一边低的固定垫。

(6)合骨垫:适用于尺骨鹰嘴骨折、肱骨内上髁骨折、髌骨骨折等有分离移位的骨折。复位后,将平垫一侧剪成凹的半月形,用以兜住骨折片,防止再移位。

(7)分骨垫:适用于前臂尺骨、桡骨骨折,跖骨骨折及掌骨骨折。依据两骨折间的距离,做成一个长条形固定垫,置放于两骨折间隙。

(8)大头垫:适用于肱骨外科颈外展型骨折。在夹板的一端做成一个蘑菇头。

2.固定垫的使用方法

使用时应根据骨折的类型、移位情况来选用适当的固定垫,并将固定垫放置在骨折肢体的一定部位。常用的固定垫放置法有3种。

(1)一垫固定法:直接压在骨折部位上或有分离移位的骨折片上,多用于移位倾向较强的撕脱性骨折分离移位或较大的骨折片。如肱骨内上髁骨折、肱骨外髁骨折等。

(2)二垫固定法:将两垫分别置于两端原有移位的一侧,以骨折线为界,不能超过骨折线。适用于有侧方移位倾向或有残余侧方移位的骨折。

(3)三垫固定法:一垫置于骨折有成角移位的角尖处,另两垫置于尽量靠近骨干两端的对侧,三垫形成加压杠杆力。用于成角倾向或残余成角移位的骨折(图2-9)。

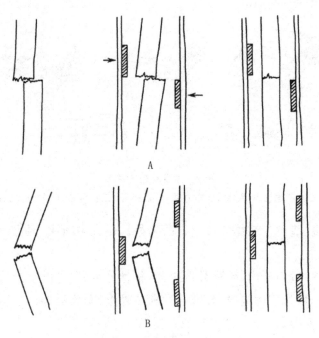

图2-9　固定垫放置法

A.二垫放置法;B.三垫放置法

固定垫的作用仅限于防止骨折再发生侧方移位或成角移位,以及矫正某些残余的侧方移位和成角移位。临床上不可依赖固定垫进行矫正复位,否则加压过度可造成皮肤压疮甚至肢体缺血坏死。

(三)扎带

用1~2 cm宽的布带或绷带折叠成扎带3~4条,用以捆绑夹板。

五、夹板固定的操作步骤

在骨折整复前,应先按骨折的部位、类型及患者肢体情况,选择好合适的夹板、固定垫、扎带、敷药等物品,不可勉强凑合应用,必要时可临时改制。骨折复位后,即可进行固定。由于骨折的部位、类型不同,其固定方法也有所不同。现以长骨干骨折为例说明其操作步骤。

(一)外敷药

骨折整复后,在助手维持牵引下,如需外敷药者,应将药膏摊平,厚薄要适宜,面积要宽大。敷药后用绷带缠绕1～2周。必须指出的是局部外敷药应仅用于稳定性骨折。

(二)放置固定垫

将选好的固定垫,准确地放置在肢体的适当部位,最好用胶布予以固定。

(三)安放夹板

按照各部位骨折的具体要求,依次安放预制夹板,先放置对骨折固定起主要作用的两块夹板,再放置其他夹板。如为不稳定性骨折可采用续增包扎法,即在放置两块对骨折固定起主要作用的两块夹板后,用绷带包扎2周予以固定,再放置其他夹板后,亦用绷带包扎作初步固定。

(四)布带捆扎

术者用4条布带捆扎夹板,先捆中间,后捆两端,捆扎时两手须将布带对齐,平均用力,缠绕两周,捆扎的松紧一般以布带捆扎后能在夹板上左右移动1 cm为标准,太紧则压伤肢体,影响患肢血液循环,太松不能起到固定的作用。

六、夹板固定后的管理

(1)麻醉清醒前,应轻柔稳妥地搬运,防止骨折再移位。

(2)骨折整复夹板固定术后,应根据骨折部位、受伤机制和原始骨折移位的情况,选用合适的托板或支架将伤肢置于有利于骨折稳定、功能恢复和肢端血液回流的恰当位置。如肱骨外科颈内收型骨折,可用外展支架将伤肢置于肩外展位;小腿骨折可用直角托板置踝关节中立位,并用托架抬高患肢,以防止足下垂引起骨折再移位或成角畸形。

(3)密切观察伤肢的血运情况,特别是固定后3～5天内应注意观察肢端皮肤颜色、温度、感觉及肿胀程度。如发现肢端肿胀、温度下降、颜色紫暗、麻木、伸屈活动障碍并伴剧痛者,应及时处理,以防发生缺血性坏死。

（4）经常调整布带的松紧度，一般在复位固定后的 3～5 日内，因复位的继发性损伤、部分浅静脉回流受阻、局部损伤性反应，患肢功能活动未完全恢复，夹板内压力有上升趋势，应每天将布带调整 1 次，保持扎带在夹板上左右有 1 cm 的正常移位度。以后夹板内压力日渐下降，要注意防止扎带过松。2 周后肿胀消退，夹板内压力趋向平稳。要定期检查夹板和固定垫的位置，如有移动，应及时调整。注意有无固定的疼痛点，若疼痛点是在固定垫处、夹板两端或骨突处，应及时进行检查，防止产生压迫性溃疡。

（5）定期作 X 线检查，了解骨折是否发生再移位，特别是在复位后 2 周内要勤于复查，若发生再移位，应再次进行整复。

（6）指导患者进行医疗练功，应将练功的目的、意义和必要性向患者说明，指导并督促其使用正确的练功方法，练功必须以不增加损伤为前提，以恢复肢体固有的生理功能为中心，以主动练功为主，循序渐进，持之以恒地坚持练习。

（7）要把夹板固定的注意事项告知患者或家属，要求家属参与管理。非住院患者若发现肿胀严重、肢端发凉、疼痛难忍、知觉迟钝或稍加活动则疼痛剧增时，要及时来院检查并作处理。

第四节　器 具 固 定

器具固定是指用具有一定硬度和支撑作用的托板、支架等器具，来固定人体躯干或四肢某部位外面的一种固定方法，具有制动、固定、保护、支撑身体及预防和矫正畸形的作用。在我国古代早已发明有通木、腰柱、竹帘、抱膝器等器具，用于治疗骨折，称之为"接骨之器具"，并绘有器具用法图。西医学目前将托板、支架等器具统称为矫形器，它除了用于治疗骨折外，还用于预防和矫正儿童发育过程中的柔软畸形，利用三点力的作用，较长时间的使用，使畸形在发育过程中逐步得到矫正。

器具固定是在骨伤疾病康复治疗中常用的一种固定方法，在骨折的治疗中常与局部夹板固定、持续牵引配合应用。在骨折采用夹板局部固定后，对某些部位的骨折，如关节附近的骨折、股骨干骨折等，往往存在有固定力不足的缺点。为了减少形成移位的因素，重新建立肢体内部动力的平衡，应配合器具固定将肢体置于恰当的位置予以制动,限制其不利于骨折稳定的肢体活动。因骨折虽经整复和固定后,仍有多种潜在因素可以导致骨折断端发生再移位,其中肢体重量是导致骨折断端再移位的重要原因。我国传统医学对骨折进行局部外固定,所采用的夹板分量很轻,几乎不增加肢体的多少重量,上下关节也未被固定。如果将骨折的肢体用器具置于与骨折移位倾向力相反的位置,限制其不利于骨折稳定的肢体活动,进行有利于骨折固定的肢体活动,则肢体的重力又可变为维持骨折对位的有利因素。因此,器具固定不仅是骨伤疾病康复的一种重要手段,而且在骨折治疗中占有重要的地位。

器具固定种类很多,构形各异,功能和作用也各有侧重,故其名称有夹板、托板、支架、固定架、矫形架、器具等多种不同。因考虑到随着材料和工艺的进步,器具固定将会有一个新的发展,以后还可做进一步的分类,故本节所述器具多数仍沿用习惯命名。

一、脊柱器具

(一)颈围领

颈围领用塑料板材料制成,其固定作用主要是限制颈椎屈伸活动,抗旋转作用较差。临床所用多为聚乙烯泡沫板压制而成,按周径和高度有多种型号,要注意选择合适的型号,使之佩戴舒适,确实能起到一定的固定作用(图2-10)。颈围领佩戴时使颈部微屈为宜,以使位于椎体侧后方的椎间孔尽量开大而使颈髓神经元牵拉。颈围领应白天戴,夜晚取下,所戴时间不宜超过2~3周,否则易导致颈部肌肉失用性萎缩,对围领产生依赖性而影响预期的效果。颈围领主要适用于颈部软组织损伤引起的颈痛,颈椎疾病引起的颈肩臂痛,有一定的制动和减轻颈椎负荷的作用。

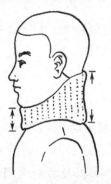

图 2-10　颈围领示意

（二）枕颌胸固定支架

枕颌胸固定支架是将特制的下颌托及枕托，用 4 根连杆支撑在躯干前胸上部和肩部，支撑连杆的长度可调节。除限制活动度外，枕颌胸固定支架尚有减轻头颅重量的负荷作用及牵引作用，缺点是张口受限，可用于治疗颈椎病和外伤引起的颈椎不稳定（图 2-11）。

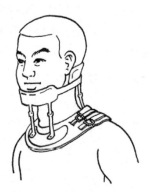

图 2-11　枕颌胸固定支架

（三）腰围

腰围一般可选用比较厚实的布料制成，采用多层重叠在一起，上部起肋弓处，下部前达腹股沟及耻骨联合处，后部在多层布料内加入 2～4 块有弹性的金属块，两侧为弹性束带，前部正中处，两侧布带可重叠，然后用 5～7 个布带打结固定（图 2-12）。近年来也有用塑料板成型取代后部的金属片，但透气性能差。目前市场上出售的腰围多为人造革制品，可选用合适型号，使之佩戴舒适。腰围主要是通过限制腰椎的活动度及增加腹压来减轻腰椎病变引起的疼痛。腰围仅限于腰痛急性发作时佩戴，不要在症状消失或缓解后长时间佩戴。慢性腰痛患者只能是在体力劳动或长途旅行时佩戴，在休息时应把它卸下来。佩戴腰围的人，平时应注意加强腰背肌功能锻炼。

（四）腰背固定器具

腰背支架用金属框架制成颈制件，内用毡垫，外用布类或皮革制品包裹，高度及宽度可调节，在胸骨柄及耻骨联合处均匀加压，保持脊柱过伸位。腰背支架能有效地控制腰部前屈，对侧屈和旋转有一定的控制作用（图 2-13）。腰背支架常用于胸腰椎屈曲稳定型压缩性骨折及骨折内固定术后，可早期下床活动。

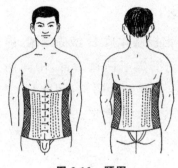

图 2-12 腰围

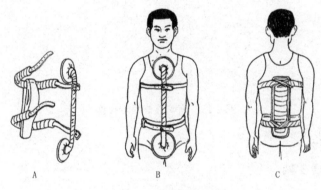

图 2-13 腰背固定器具

A.支架形状;B.固定形式前面观;C.固定形式后面观

(五)骨盆固定器具

骨盆固定器具是用木板制成后板和两侧挡板,内置棉垫或毛毡,固定在髂嵴与股骨大转子之间,前方用弹力松紧带拉紧靠拢固定,以稳定骨盆和双侧骶髂关节(图 2-14)。骨盆固定器具适用于骨盆骨折、耻骨联合分离、骶髂关节分离和骶髂关节炎的患者。

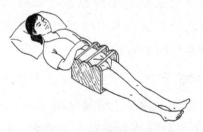

图 2-14 骨盆固定器具

(六)肩胸腰髋固定器具

肩胸腰髋固定器具用铝板制作成 H 型固定架,内衬棉垫或棉毡,外套松软布套,固定时上部两支分别固定于两侧肩部,中间两分支分别固定于两侧腰部,下部两侧分支分别固定于两侧大腿部(图 2-15)。肩胸腰髋固定器具适用于小儿双侧先天性髋关节脱位的外固定。

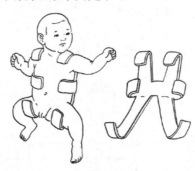

图 2-15　肩胸腰髋固定器具

二、上肢器具

(一)肩外展支架

肩外展支架可用木制、竹制、金属铝合金材料制成。目前市场上出售的外展支架多为铝合金材料制成,其外展角度可调节,肘关节可活动(图 2-16)。亦可以 6～9 cm 宽的铁丝夹板为材料,根据需要临时制作,其大小易调节,应用方便。肩外展支架分围胸段和上肢段。围胸段用 60～80 cm 长的铁丝夹板弯成弧形,使之符合胸外形,将上肢段固定于躯干部。上肢段分为上臂段和前臂段。前臂段起于尺骨鹰嘴处至手掌,上臂段与前臂段在肘部互相交叉呈 90°角,至手掌部分将夹板屈曲、扭转,使之与上臂垂直部下段相接,加强对前臂段的支撑力(图 2-17)。各段连接处以细铁丝捆扎,制作好后,垫以棉花,用绷带包扎。肩外展支架主要用于肱骨近端内收型骨折、肱骨干骨折有分离者,为防止肱骨髁上骨折向尺侧倾旋时亦有应用。

(二)上肢屈曲形杉树皮托板

托板用杉树皮材料制作,宽度为上臂周径的 1/5,长度由肱骨大结节至手部掌指关节,在相当于肘关节处围绕夹板贴上宽胶布,捶击成弧形,以屈曲成 90°(图 2-18)。上肢屈曲形杉树皮托板主要用于肱骨干及肘部骨折夹板局部固定后的外层托板,固定肘关节于屈肘位,以防止前臂重量和活动造成骨折再移位。

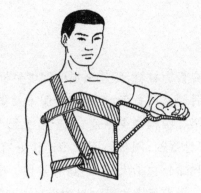

图 2-16　肩外展支架

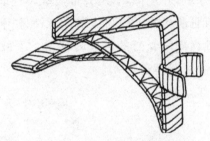

图 2-17　铁丝夹板外展固定架

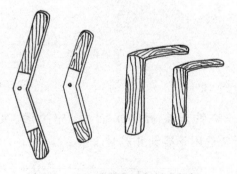

图 2-18　上肢屈曲形杉树皮托板

(三)带柱托板

托板用轻质的木板制成,长由尺骨鹰嘴至小指的掌指关节,宽为 6～7 cm,在掌指关节处放置一小圆柱。带柱托板主要用于前臂骨折夹板固定后的外托板,以防止前臂的旋转。

三、下肢器具

(一)下肢桥形架

下肢桥形架用铁丝夹板为材料,铁丝夹板的宽度可根据患肢的粗细不同,选用 6 cm、9 cm、25 cm 3 种规格的宽度,按照患者躯干及伤肢的轮廓制作,由 3 部分组成。躯干腰段起于第 3 腰椎棘突平面,止于坐骨结节。围腰段沿髂骨嵴平面围腰而成,周径略大于骨盆部,围腰与腰段相连接处有一倾斜角度,目的是使伤肢外展 20°～40°。患肢部分包括大腿、小腿和足段。支架部分底架从腰段上端至小腿和足段交界处。梯形架横放于大腿和小腿段交界处下方。各段用细铁丝扎紧(图 2-19)。制作好后,外垫棉花,用绷带包缠。桥形架可使下肢各关节置于适当位置,使下肢各组肌群均处于松弛状态,可以减轻不利于骨折固定的肌肉牵拉力,还可以防止股骨远侧段骨折的再旋转移位。下肢桥形架适用于协同下肢骨折整复夹板固定后的外部固定。

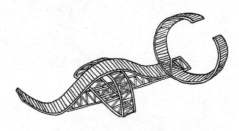

图 2-19　下肢桥形架

(二)简易桥形架

简易桥形架用一块铁丝夹板塑形而成,分腰段、大腿段、小腿和足段(图 2-20)。简易桥形架适用于婴幼儿股骨骨折。

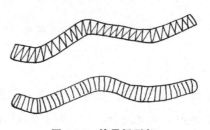

图 2-20　简易桥形架

(三)下肢后侧托板

托板用木板制成,长度为从大腿上部至跟腱上方,宽度为 10～12 cm,厚度为0.5～0.8 cm。托板在相当于腘窝部做成活动的关节,用金属铰链接之,在靠近膝关节部托板两边,各安放螺丝圈,用一直的粗铁丝使一头弯成小圈,拴于托板螺丝圈中,以限制膝关节屈曲活动之用(图2-21)。下肢后侧托板主要用于髌骨骨折包膝圈固定,或用于膝关节附近骨折将膝关节置于微屈曲位用。

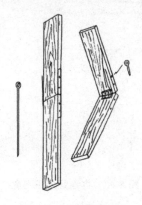

图 2-21　下肢后托板

(四)小腿直角托板

托板一般用木板,亦可用铁丝夹板制成,用于固定小腿骨折,包括足、踝部的固定,主要是防止足和小腿的旋转移位(图2-22)。小腿直角托板用于小腿和踝部骨折夹板固定术后外层加用,以防止足下垂和骨折远端的旋转移位。

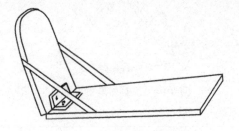

图 2-22　小腿直角托板

(五)内翻足矫正器具

矫正器具用金属板制成,应用时足部需垫好衬垫,以免受压。内翻足矫正器具用于维持和矫正先天性马蹄内翻足畸形,使患足维持于外展外翻位,以帮助纠正前足内收及跟部内翻畸形(图2-23)。

(六)双髋外展固定器具

利用铝合金支条和撑杆制成双髋外展膝踝足器具,使双髋关节固定在外展

45°、内旋 15°位置上,使股骨头完全容纳于髋臼内,此位置髋关节压力最小(图 2-24)。双髋外展固定器具多用于髋关节脱位和股骨头缺血性坏死的治疗。

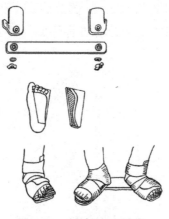

图 2-23　内翻足矫正器具

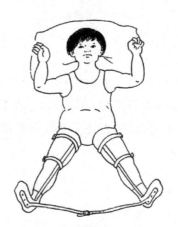

图 2-24　双髋外展固定器具

第三章

上 肢 损 伤

第一节 锁骨骨折

一、功能解剖

锁骨属长管状骨,连接于肩胛骨与胸骨之间,外形呈∽状,内侧向前突出成弓状,外侧向后弯曲,如弓的末端凹进。锁骨中1/3以内的截面呈棱柱状,外1/3截面呈扁平状。中1/3段直径最细,是薄弱之处,若纵向或横向暴力作用于此,其弓状突出部位容易发生骨折。中1/3与外1/3交界处是棱柱状与扁平状的交接处,这种生理解剖的改变也是骨折的好发部位。

锁骨内端与胸骨的锁骨切迹构成胸锁关节,外端与肩峰形成肩锁关节。锁骨外端被喙锁韧带、肩锁韧带、三角肌及斜方肌附着而稳定。

锁骨与下后方的第1肋骨之间有肋锁间隙,间隙中有锁骨下动脉、静脉及臂丛神经通过。锁骨骨折内固定时应小心保护血管和神经。

锁骨的功能和作用较多:①锁骨桥架于胸骨与肩峰之间,使肩部宽阔、壮实而美观,如果锁骨缺如,肩部就会狭窄而下垂。②锁骨通过韧带和软组织作用牵动肩胛带上举,带动肋骨上移,有协同呼吸和保护肺脏的作用。③为肌肉提供附着点,胸锁乳突肌附着在锁骨内1/3,胸大肌附着在锁骨前缘,三角肌和斜方肌附着在锁骨外1/3。④锁骨的骨架支撑作用不仅串连内侧的胸锁关节和外侧的肩锁关节,而且通过韧带辅助肩胛带和肩关节进行相关活动。⑤锁骨中段的前凸和外侧的后凹,宛如动力机的曲轴,锁骨纵轴发生旋转时(可在纵轴上旋转50°),可带动肩胛带发挥旋转和升降作用。⑥为通过锁骨下方的血管和神经提供支撑和保护作用。

二、损伤机制及分类

间接与直接暴力均可引起骨折,以间接居多。体操运动员跌倒时手掌支撑肩部着地;自行车运动员在运动中突然翻车,双足不能及时抽出,肩部着地跌倒时,地面的反作用力与撞击力相互作用造成锁骨骨折,大多为斜形或横行骨折(图 3-1)。直接暴力即运动员肩部直接撞击在器械或物件上,形成斜形或粉碎性骨折。幼儿或青少年大多为横断或青枝骨折,如检查不仔细,容易漏诊。

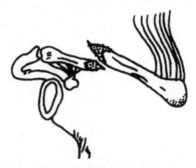

图 3-1　锁骨外 1/3 斜形骨折

竞技运动所发生的锁骨骨折,研究损伤机制要重视运动员摔倒的速度和体重作用于着力点的力量。摔倒时手掌先行撑地,但如速度很快,惯性力量会带动体重使肩部直接撞击物件或地面而损伤。

锁骨骨折的分类若按部位可分为内 1/3 骨折、中 1/3 骨折及外 1/3 骨折。锁骨内侧半向前凸,外侧半向后凹,交接处正是力学上的薄弱之处,所以中1/3骨折最多见,占所有锁骨骨折的 75%~80%。

锁骨中段骨折近侧端因受胸锁乳突肌牵拉可向上、向后移位,远侧端因上肢的重量和肌肉牵拉而向下、向前移位(图 3-2)。

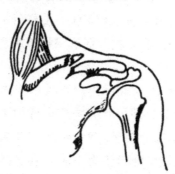

图 3-2　锁骨中段粉碎性骨折,骨折端移位

三、症状与诊断

(一)受伤史

摔倒时一侧上肢撑地或肩锁部位直接撞击损伤史。

(二)肩锁部位疼痛、肿胀、畸形

锁骨骨折后肩锁部位疼痛明显,骨折处有肿胀,且有向前突起畸形。患肢不敢活动,患者常用健肢托住患肢肘部以减少肩部疼痛。

(三)骨擦音

锁骨骨折处触诊时有骨折端移动的骨擦音,表示骨折端有错位。

(四)X 线检查

X 线拍片检查多能显示骨折形式和移位状况。锁骨骨折后,由于胸锁乳突肌的牵拉,近折端向上、向后移位,远折端因为上肢的重力作用和韧带的牵拉大多向下、向内移位。

四、治疗

(一)悬吊

儿童青枝骨折、不完全骨折或成人无移位骨折,可用三角巾或颈腕吊带悬吊1～2 周即可自愈。

(二)绷带固定

对常见的中 1/3 段移位骨折可采用闭合复位绷带固定。

复位方法:以 1%～2%普鲁卡因局部麻醉。患者取坐位,双手叉腰挺胸,双肩后伸。医师立于患者背后,双手握住患者两肩向后上扳提,同时以一侧膝部顶住其背部起对抗作用,一般大多能复位(图 3-3)。有时术者需将两骨折端向前牵拉方能复位。为使骨折端维持对位,以适当厚度的棉垫压住骨折近侧端,用胶布固定在皮肤上(图 3-4)。复位后双侧腋窝棉垫保护,以"∞"字绷带固定。"∞"字绷带的松紧度要恰当,太松不起作用,形成骨折移位,太紧压迫损伤神经血管(图 3-5)。

(三)手术切开复位

手术切开皮肤遗留瘢痕不雅观,且切开骨膜后需延迟愈合时间,所以一般多不采用。但严重粉碎性骨折合并神经、血管损伤者可谨慎选用。锁骨位于皮下,血液循环并不十分丰富,骨折愈合所需要的血液供应主要依靠骨膜。锁骨骨折

行钢板内固定如骨膜剥离太多,容易发生延迟愈合与不愈合。锁骨骨折内固定
方式较多,主要有克氏针交叉内固定、钢板内固定及张力带钢丝内固定等
(图 3-6)。其中克氏针交叉内固定不必剥离骨膜,其他方式也应尽一切努力减少
剥离骨膜的范围,使术后的骨折愈合能得以顺利进行。

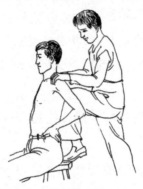

图 3-3　锁骨骨折整复方法

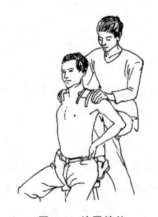

图 3-4　放置棉垫

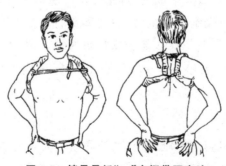

图 3-5　锁骨骨折"∞"字绷带固定法

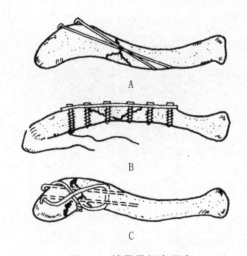

图 3-6 锁骨骨折内固定

A.克氏针内固定；B.钢板螺钉内固定；C.张力带钢丝内固定

第二节 肱骨近端骨折

一、解剖特点

肱骨近端包括肱骨头、小结节、大结节以及外科颈。肱骨头关节面呈半圆形，朝向上、内、后方。在肱骨头关节面边缘与大小结节上方连线之间为解剖颈，骨折少见，但骨折后对肱骨头血运破坏明显，极易发生坏死。大、小结节下方的外科颈，相当于圆形的骨干与两结节交接处，此处骨皮质突然变薄，骨折好发于此处。大结节位于肱骨近端外上后方，为冈上肌、冈下肌和小圆肌提供止点，向上移行为大结节嵴，有胸大肌附着。小结节居前，相当于肱骨头的中心，有肩胛下肌附着，向下移行为小结节嵴，有背阔肌及大圆肌附着。结节间沟内有肱二头肌长头腱经过（图 3-7、图 3-8）。

二、损伤机制

肱骨近端骨折多为间接暴力所致。对于老年患者，与骨质疏松有一定关系，轻或中度暴力即可造成骨折。肱骨近端骨折常见于站立位摔伤，即患肢外展时身体向患侧摔倒，患肢远端着地，暴力向上传导，导致肱骨近端骨折。对于年轻患者，其受伤暴力较大，多为直接暴力。

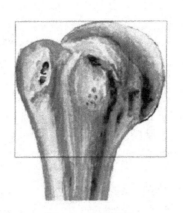

图 3-7　肱骨近端

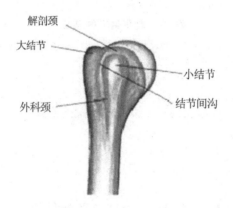

图 3-8　肱骨近端解剖特点

大结节骨折时,在冈上肌、冈下肌和小圆肌的牵拉下向后上方移位。小结节骨折时,在肩胛下肌的牵拉下向内侧移位。外科颈骨折时三角肌牵拉使骨折端短缩移位,胸大肌使远折端向内侧移位。

三、骨折分类

(一)骨折分类法的发展

肱骨近端骨折的分类不但能充分区别和体现肱骨近端骨折的特点,而且能对临床治疗有指导意义。1934 年,Codman 描述了肱骨近端的 4 个解剖部分,即以骺线为基础,将肱骨近端分为肱骨头、大结节、小结节和干骺端四个部分。1970 年 Neer 发展 Codman 理念,基于肱骨近端的四个解剖部分,将骨折分为一、二、三、四部分骨折。4 个解剖部分之间,如骨折块分离超过 1 cm 或两骨折块成角大于 45°,均称为移位骨折。如果两部分之间发生移位,即称为两部分骨折;三个部分之间或四个部分之间发生骨折移位,分别称为三部分或四部分骨折(图 3-9)。任何达不到此标准的骨折,即使粉碎性骨折也被称为一部分骨折。Neer 分类法对临床骨折有指导意义,所以至今广为使用。肱骨近端骨折除 Neer 分类法外,AO 分类法在临床应用也较多。

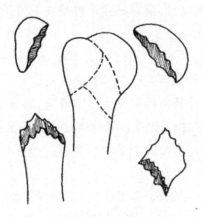

图 3-9　肱骨近端 4 个解剖结构

(二)Neer 分类

Neer 在 Codman 的四部分骨块分类基础上提出 Neer 分类(图 3-10)。Neer 分类包括因不同创伤机制引起的骨折的解剖位置、移位程度、不同骨折类型对肱骨血运的影响及因为不同肌肉的牵拉而造成骨折的移位方向等因素,对临床治疗方法的选择提供了可靠的参考。

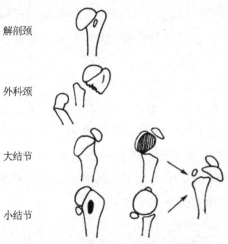

解剖颈

外科颈

大结节

小结节

图 3-10　肱骨近端骨折 Neer 分型

Neer 分类法骨折移位的标准为:相邻骨折块彼此移位＞1 cm 或成角＞45°。

1.一部分骨折

一部分骨折是指未达到骨折分类标准的骨折,无移位和轻度移位骨折占肱骨近端骨折的 85％左右,又常见于 60 岁以上老年人。骨折块因有软组织相连,骨折稳定,常采用非手术治疗,前臂三角巾悬吊或石膏托悬吊治疗即可。

2.二部分骨折

肱骨近端四部分中,某一部分移位,临床常见外科颈骨折和大结节骨折,为二部分骨折。小结节骨折或单纯解剖颈骨折少见。

(1)大结节骨折:多种暴力可引起大结节骨折,如肩猛烈外展、直接暴力和肩关节脱位等。骨折后,主要由于冈上肌的牵拉可出现大结节向上、向后移位,骨折后往往合并肩袖肌腱或肩袖间隙的纵形撕裂。大结节骨折可以被认为是特殊类型的肩袖撕裂。

(2)外科颈骨折:外科颈骨折多见于肱骨干骺端、大结节与小结节基底部,占肩部骨折的 11％。外科颈骨折由于远端胸大肌和近端肩袖牵拉而向前成角,临床根据移位情况而分为内收型和外展型骨折。

(3)解剖颈骨折:单纯解剖颈骨折临床少见,此种骨折由于肱骨头血运破坏,造成骨折愈合困难,肱骨头坏死率高。

(4)小结节骨折:单纯小结节骨折少见,多数与外科颈骨折同时发生。

3.三部分骨折

三部分骨折为三个主要结构骨折和移位,常见为外科颈骨折合并大结节骨折并移位,肱骨头可因肩胛下肌的牵引而有内旋移位。计算机断层扫描(CT)及三维成像时可清楚显示。三部分骨折时,肱骨头仍保留较好的血运供给,故主张行切开复位内固定术。

4.四部分骨折

四部分骨折为四个解剖部位均有骨折和移位,是肱骨近端骨折中最严重的一种,约占肱骨近端骨折的 3％,软组织损伤严重。肱骨头的解剖颈骨折使肱骨头血供系统破坏,肱骨头坏死率高。若行内固定手术,应尽可能保留附着的软组织结构。四部分骨折因内固定手术后并发症多,功能恢复缓慢,因此,60 岁以上老年人行人工肱骨头置换术是手术适应证。

5.骨折脱位

在严重暴力时,肱骨近端骨折可合并肱骨头脱位,脱位方向依暴力性质和方向而定,可出现前后上下甚至胸腔内的脱位,临床二部分骨折合并脱位常见,如大结节骨折并脱位。

6.肱骨头劈裂骨折

严重暴力时,除引起肱骨近端骨折、移位和肱骨头脱位外,还可造成肱骨头劈裂骨折或肩盂关节面塌陷。肱骨头关节面塌陷骨折如达到或超过关节面的40%,应考虑人工肱骨头置换术;肱骨头劈裂骨折伴肩盂关节面塌陷时,应考虑盂肱关节置换术。

(三)AO分类法

A型骨折是关节外的一处骨折。肱骨头血液循环正常,因此不会发生肱骨头缺血坏死。B型骨折是更为严重的关节外骨折。骨折发生在两处,波及肱骨上端的3个部分。一部分骨折线可延及到关节内。肱骨头血液循环部分受到影响,有一定的肱骨头缺血坏死发生率。C型骨折是关节内骨折,波及肱骨解剖颈,肱骨头血液供应常受损伤,易造成肱骨头缺血坏死。

AO分类较复杂,但包括了骨折的位置和移位的方向,还注重了骨折块的形态结构,同时各亚型间有相互比较和参照,对临床治疗更有指导意义。而Neer分类法容易操作,但同一类型骨折中缺少进一步的分类。对同一骨折不同的影像照片,不同医师的诊断会有不同的结果。

四、临床表现及诊断

肩部的直接暴力和肱骨的传导暴力均可造成肱骨近端骨折,骨折患者肩部疼痛明显,主动、被动活动均受限,肩部肿胀、压痛、活动上肢时有骨擦感。患肢紧贴胸壁,需用健手托住肘部,且怕别人接触伤部,诊断时还需注意有无病理性骨折的存在。肱骨近端骨折可能合并肩关节脱位,此时局部症状很明显。肩部损伤后,由于关节内积血和积液,压力增高,可能会造成盂肱关节半脱位,待消肿后半脱位能自行恢复。单纯肱骨近端骨折合并神经、血管损伤的机会较少,如合并肩关节脱位,在检查时应注意有无合并神经血管损伤。

骨折的确诊和准确分型依赖于影像学检查,而影像学检查的质量直接影响对骨折的判断。虽然投照中骨折患者在伤肢摆放位置上不方便,会增加痛苦,但应尽可能帮助患者将伤肢摆放在标准体位上。肱骨近端骨折检查通常采用创伤系列投照方法,包括肩胛骨标准前后位,肩胛骨标准侧位及腋位等体位。通过3种体位投照,可以从不同角度显示骨折移位情况。

肩胛骨平面与胸廓的冠状面之间有一夹角,通常肩胛骨向前倾斜35°～40°,因此盂肱关节面既不在冠状面上,也不在矢状面上。通常的肩关节正位片实际是盂肱关节的轻度斜位片,肱骨头与肩盂有一定的重叠,不利于对骨折线的观察。拍摄肩胛骨标准正位片,需把患侧肩胛骨平面贴向胶片盒,对侧肩向前旋转40°,使 X 线球管垂直于胶片(图 3-11)。肩胛骨正位片上颈干角平均为 143°,是垂直于解剖颈的轴线与平行于肱骨干纵轴轴线的交角,此角随肱骨外旋而减少,随内旋而增大,可有 30°的变化范围。肩胛骨侧位片也称肩胛骨切线位或 Y 形位片。所拍得的照片影像类似英文大写字母 Y(图 3-12)。其垂直一竖是肩胛体的切线位投影,上方两个分叉分别为喙突和肩峰的投影,三者相交处为肩盂所在,影像片上如果肱骨头没有与肩盂重叠,需考虑肩关节脱位的可能性。腋位X 线片上能确定盂肱关节的前后脱位,为确定肱骨近端骨折的前后移位及成角畸形,提供诊断依据(图 3-13,图 3-14)。

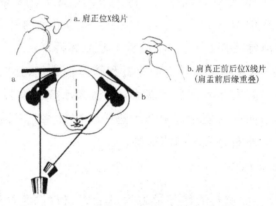

a.肩正位X线片

b.肩真正前后位X线片
(肩盂前后缘重叠)

图 3-11　肩真正前后位 X 线片拍摄法及其投影

对新鲜创伤患者,由于疼痛往往难以获得满意的各种影像,此时 CT 扫描及三维重建具有很大的帮助,通过 CT 扫描可以了解肱骨近端各骨性结构的形态,骨块移位,旋转的大小及游离移位骨块的直径。CT 扫描三维重建更能提供肱骨近端骨折的立体形态,为诊断提供可靠的依据(图 3-15)。磁共振成像(MRI)对急性损伤后骨折及软组织损伤程度的判断帮助不大。

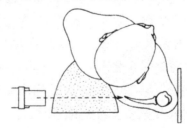

图 3-12　肩正侧位 X 线片拍摄法

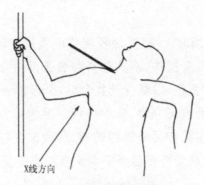

图 3-13 标准腋位投照

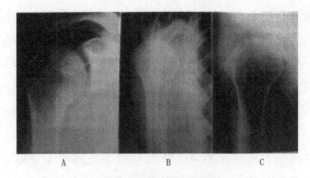

图 3-14 肩关节 X 线投照

A.正位；B.侧位；C.腋位

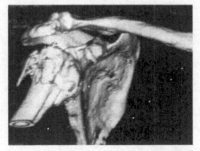

图 3-15 肱骨近端骨折三维重建图

五、治疗

肱骨近端骨折的治疗效果直接影响肩关节的功能,治疗原则是争取骨折早期解剖复位,保留肱骨头血运,合理可靠的骨折固定,早期功能锻炼,可减少关节僵硬和肱骨头坏死的发生。肩关节是全身活动最大的关节,关节一定程度的僵硬或畸形愈合,由于代偿的功能,一般不会造成明显的关节功能障碍。治疗骨折方法的选择需综合考虑骨折类型、骨质量条件、患者的年龄、功能要求和自身的医疗条件。

肱骨近端骨折中有 80%~85% 为轻度移位骨折，Neer 分型中一部分骨折，常采取保守治疗；二部分骨折中，部分外科颈骨折可以保守治疗，大结节骨折明显移位者尽可能行手术复位，以免骨折愈合后，引起肩峰下撞击，影响肩袖功能；而三、四部分骨折中只要情况允许，应尽可能行手术治疗。肩关节脱位的患者，无论有无骨折，有学者主张行关节镜内清理，撕脱盂唇缝合修复，以免引起肩关节的再脱位。肱骨头劈裂骨折多需要手术探查或固定或切除。

(一)一部分骨折

肱骨近端虽有骨折线，但骨折块的移位和成角均不明显。骨折的软组织合页均有保留，肱骨头的血运也保持良好。骨折相对比较稳定，一般不需再闭合复位或切开复位，尽可能采取非手术治疗。通过制动维持骨折稳定，减少局部疼痛和骨折再移位的发生，早期功能锻炼，一般可以取得较为满意的治疗效果。

一部分骨折常用颈腕吊带或三角巾悬吊，可把患肢固定于胸前，肘关节 90°屈曲位，腋窝垫一棉垫，保护皮肤，如上肢未与胸壁固定，患者仰卧休息时避免肘部支撑。固定 3 周左右即可开始做上臂摆动和小角度的上举锻炼，定期照 X 线片观察是否有继发性的移位，4 周后可以练习爬墙，3 个月后可以部分持重。

(二)二部分骨折

1.外科颈骨折

外科颈骨折原则上首选闭合复位，克氏针固定或用外固定治疗。闭合复位需在麻醉下进行。全麻效果好，肌间沟麻醉不完全。肌肉松弛有利于操作，复位操作手法应轻柔，复位前认真阅片和分析暴力机制，根据受伤机制及骨折移位方向，按一定的手法程度复位，切忌粗暴盲目地反复复位，这样不但难以成功，反而增加损伤，复位时尽可能以 X 线透视辅助。骨折断端间成角大于 45°时，不论有无嵌插均应矫正，外科颈骨折侧位片上多有向前成角畸形，正位片有内收畸形。整复时，先行牵引以松开断端间的嵌插，然后前屈和轻度外展骨干，以矫正成角畸形。整复时牵引力不要过大，避免骨折端间的嵌插完全解脱，影响骨折间的稳定。复位后用三角巾悬吊固定或石膏托固定。

骨折端间完全移位的骨折，近骨折端因大、小结节完整，旋转肌力平衡，故肱骨头没有旋转移位。远骨折端因胸大肌的牵拉向前，故肱骨头有内侧移位，整复时上臂向远侧牵引，当骨折近端达到同一水平时，轻度内收上臂以中和胸大肌牵拉的力量，同时逐渐屈曲上臂，以使骨折复位，正位片呈轻度外展关系。整复时助手需在腋部行反牵引,并以手指固定近骨折端,同时帮助推挤骨折远端配合术者进行复位,复位后适当活动肩关节,可以感觉到骨折的稳定性。如果稳定,可用三角巾悬吊或石膏固定。如果骨折复位后不稳定,可行经皮克氏针固定。克氏针固定一般需3根克氏针,自三角肌点处向肱骨头打入两枚克氏针,再从大结节向内下干骺端打入第3枚克氏针。克氏针需在透视下打入,注意不要损伤内侧的旋肱血管。旋转上臂观察克氏针位置满意、固定牢固,再处理克氏针尾端,可以埋于皮下,也可留在皮外,三角巾悬吊,早期锻炼,6周左右拔除克氏针。

如果骨折端有软组织嵌入,影响骨折的复位,二头肌长头腱卡于骨折块之间是常见的原因,此时需采取切开复位内固定治疗。手术操作应减少软组织的剥离,可以依据具体情况选择松质骨螺钉、克氏针、细线缝合固定或以钢板螺钉固定。

总之,外科颈骨折时,不管移位及粉碎程度如何,只要断端间血运比较丰富,复位比较满意,内、外固定适当,骨折基本能按时愈合。

2.大结节骨折

移位>1 cm的大结节骨折,由于肩袖的牵拉,骨块常向上方移位,此时会产生肩峰下撞击和卡压,影响肩关节上举活动,且肩袖肌肉松弛、肌力减弱,往往需切开复位内固定。

肩关节前脱位合并大结节骨折,一般先行复位肱骨头,然后观察大结节的复位情况,如无明显移位可用三角巾悬吊,如有移位>1 cm,则以手术切开内固定为宜。现有学者主张肱骨头脱位时,应当修复损伤的盂唇和关节囊,以免关节脱位复发。

3.解剖颈骨折

单纯解剖颈骨折少见。由于骨折时肱骨头血运遭到破坏,因此肱骨头易发生缺血性坏死,对于年轻患者,如有肱骨头移位建议早期行切开复位内固定术。术中操作应力求减少软组织的剥离,减少进一步损伤肱骨头的血运。尤其是肱骨头的边缘如有干骺端骨质相连或软组织连接时,肱骨头有可能由后内侧动脉得到部分供血而免于坏死。内固定方式可用简单的克氏针张力带固定,也可用螺钉或可吸收钉固定。

4.小结节骨折

单独小结节骨折极少见,常合并肩关节后脱位。如骨块较小不影响肩关节内旋时,可行悬吊保守治疗。如骨块较大,且有明显移位时,会影响肩关节的内旋,则应行切开复位螺钉内固定术。

(三)三部分骨折

三部分骨折中常见类型是外科颈骨折合并大结节骨折,由于损伤严重,骨折块数量较多,手法复位常难以成功,原则上需手术切开复位。三部分同时骨折时由于肱骨头血运常受到破坏,肱骨头坏死有一定的发生率,有报告为 3%～25%。手术治疗的目的是将移位骨折复位,重新建立血供系统,尽量减少软组织剥离,可用钢丝克氏针张力带固定,临床也常用解剖型钢板螺钉内固定,这样可以进行早期功能锻炼。对有骨质疏松的老年患者,临床使用 AO 的 LCP 系统锁定型钢板取得了较好的效果,对骨缺损患者可以同时植骨,但对骨质疏松非常严重,估计内固定可能失败的患者,可一期行人工肱骨头置换术。

(四)四部分骨折

四部分骨折常发生于老年人,骨质疏松患者,比三部分骨折有更高的肱骨头坏死发生率,有的报告高达 13%～34%,目前一般行人工肱骨头置换术(图 3-16)。对有些患者,由于各种原因,不能行人工肱骨头置换术,也可行切开复位克氏针张力带内固定术,基本能保证骨折愈合,但关节功能较差,肩关节评分不高。但这些患者,对无痛的肩关节也很满足。年轻患者,四部分骨折一般主张行切开复位内固定术。

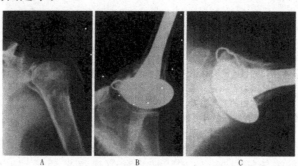

A　　　　　　　B　　　　　　　C

图 3-16　肱骨上端粉碎性骨折,人工关节置换

人工肱骨头置换术首先由 Neer 在 1953 年报告,在此之前,肱骨近端的严重粉碎性骨折只能采用肱骨头切除术或肩关节融合术治疗。人工关节的应用为肱骨近端骨折的治疗提供了更多的选择,对某些特殊骨折患者有着内固定无法达到的效果。1973 年 Neer 重新设计出新型人工肱骨头(Neet Ⅱ)型,经过几十年的应用和改进,目前人工肱骨头置换术治疗肱骨近端骨折已达到 83% 的优良效果。

(五)骨折合并脱位

1.二部分骨折合并脱位

此类以大结节骨折最常见,此时应先急诊复位,复位后大结节骨折往往达到同时复位,如大结节仍有明显移位,则应切开复位内固定。

肱骨头脱位合并解剖颈骨折时,此时肱骨头血管破坏严重,宜考虑行人工肱骨头置换术。肱骨头脱位合并外科颈骨折时,可先试行闭合复位脱位的肱骨头,然后再行外科颈骨折复位,如闭合复位不能成功,则需手术切开复位,同时复位和固定骨折的外科颈。

2.三部分骨折脱位

三部分骨折脱位一般均需切开复位肱骨头及移位的骨折,选择克氏针、钢板螺钉均可,尽可能减少软组织的剥离。

3.四部分骨折脱位

由于肱骨头解剖颈骨折失去血液循环,应首先考虑人工肱骨置换术。手术复位肱骨头时,应常规探查关节囊及盂唇,缝合修补因脱位引起的盂唇撕裂,可用锚钉或直接用丝线缝合,防止肱骨头再次脱位。

(1)肱骨头压缩骨折:肱骨头压缩骨折一般是关节脱位的合并损伤,肱骨头压缩面积小于20%的新鲜损伤,可进行保守治疗;后脱位常发生较大面积的骨折,如肱骨头压缩面积达20%～45%时,可造成肩关节不稳定,引起复发性肩关节脱位,需将肩胛下肌及小结节移位于骨缺损处,以螺钉固定;压缩面积大于40%时,需行人工肱骨头置换术。

(2)肱骨头劈裂骨折或粉碎性骨折:临床不多见,此种骨折因肱骨头关节面破坏,血运破坏严重,加之关节面内固定困难,所以一般需行人工肱骨头置换术。年轻患者尽可能行切开复位内固定术,尽可能保留肱骨头。

第三节　肱骨远端骨折

肱骨远端骨折是指肱骨髁上以远的部位的骨折。肱骨远端骨折包括肱骨髁上骨折、肱骨髁间骨折、肱骨内外髁骨折及肱骨小头骨折等,下面分别叙述。

一、解剖特点

肱骨远端前后位扁平,有两个关节面分别为肱骨滑车和肱骨小头。滑车关节面的上方有 3 个凹陷:前侧有冠突窝和桡骨头窝,屈肘时容纳冠突和桡骨头;后侧为鹰嘴窝,伸肘时容纳鹰嘴。

外上髁前外缘粗糙,是前臂浅层伸肌的起点;内上髁比外上髁要大,是前臂屈肌的起点,其后面光滑,以容纳尺神经通过肘部。外髁肱骨小头凸出的关节面与桡骨头凹状关节面相对合,组成了肱桡关节。内髁滑车的中心为中央沟,与尺骨近端的滑车切迹(半月切迹)相吻合,前方起自冠突窝,后方终止于鹰嘴窝,几乎环绕整个滑车。在滑车的后面,滑车中央沟向外侧轻度倾斜,使伸肘时产生提携角又称外翻角。肱骨远端骨折后复位不良可致提携角减小或增大,形成肘内翻或肘外翻畸形。

二、肱骨髁上骨折

此类骨折为 AO 分类的 A 型骨折,最常见于 5～8 岁的儿童,占全部肘部骨折的 50％～60％,属关节外骨折,及时治疗后功能恢复较好。

(一)骨折类型

根据暴力来源及方向可分为伸直、屈曲和粉碎型 3 类。

1.伸直型

该型最多见,占 90％以上。跌倒时肘关节在半屈曲或伸直位,手心触地,暴力经前臂传达至肱骨下端,将肱骨髁推向后方。由于重力将肱骨干推向前方,造成肱骨髁上骨折。骨折线由前下斜向后上方。骨折近段常刺破肱前肌,损伤正中神经和肱动脉。骨折时,肱骨下端除接受前后暴力外,还可伴有侧方暴力,按移位情况又分尺偏型和桡偏型。

(1)尺偏型:骨折暴力来自肱骨髁前外方,骨折时肱骨髁被推向后内方。内侧骨皮质受挤压,产生一定塌陷。前外侧骨膜破裂,内侧骨膜完整,骨折远端向尺侧移位。因此,复位后远端容易向尺侧再移位。即使达到解剖复位,因内侧皮质挤压缺损会向内偏斜,尺偏型骨折后肘内翻发生率最高。

(2)桡偏型:与尺偏型相反。骨折断端桡侧骨皮质因挤压而塌陷,外侧骨膜保持连续,尺侧骨膜断裂,骨折远端向桡侧移位。此型骨折不完全复位也不会产生严重肘外翻,但解剖复位或矫正过度时,可形成肘内翻畸形。

2.屈曲型

该型较少见。肘关节在屈曲位跌倒,暴力由后下方向前上方撞击尺骨鹰嘴,髁上骨折后远端向前移位,骨折线常为后下斜向前上方,与伸直型相反。很少发生血管、神经损伤。

3.粉碎型

该型多见于成年人。本型骨折多属肱骨髁间骨折,按骨折线形状可分 T 形和 Y 形粉碎型骨折。

(二)临床表现与诊断

伤后肘部肿胀,偶有开放伤口。伤后马上就医者,肿胀轻,可触及骨性标志;多数病例肿胀严重,已不能触及骨性标志。远折端向后移位,可与肘后脱位相混淆,但肘后三角关系正常,据此可鉴别。伤后或复位后应注意是否有肱动脉急性损伤和前臂掌侧骨筋膜室综合征,是否出现5P征,即:①疼痛;②桡动脉搏动消失;③苍白;④麻痹;⑤肌肉无力或瘫痪。正中神经、尺神经、桡神经都有可能被累及,但以正中神经和桡神经损伤多见。X线检查可明确骨折的类型和移位程度。

(三)治疗

治疗主要取决于合并同侧肢体骨与软组织损伤的情况,特别是神经、血管是否有损伤。所有骨折均可考虑首先试行闭合复位,但若血液循环受到影响,则应行急诊手术。

1.非手术治疗

无移位或轻度移位可用石膏后托制动 1～2 周,然后开始轻柔的功能活动。6 周后骨折基本愈合,再彻底去除石膏固定。闭合复位尺骨鹰嘴牵引:对于某些病例,行鹰嘴骨牵引也是一种可选方法。Smith 提出的行鹰嘴骨牵引的指征为以下几点。

(1)用其他闭合方法不能获得骨折复位。

(2)闭合复位有可能获得成功,但单纯依靠屈肘不能维持复位。

(3)肿胀明显,血液循环受影响,或可能出现 Volkmanns 缺血挛缩。

(4)有污染严重的开放损伤,不能进行外固定。侧方牵引和过头牵引都可采用。应用过头牵引容易消肿和方便更换敷料,在重力的帮助下还可以早期进行肘关节屈曲活动。

2.手术治疗

(1)闭合复位、经皮穿针固定:臂丛神经阻滞麻醉,无菌操作下行整复,待复位满意后,维持复位,一助手取 1 枚 2.0 mm 克氏针自肱骨外上髁最高点穿入皮肤,触及骨质后在冠状面上与肱骨纵轴呈 45°角,在矢状面上与肱骨纵轴呈 15°角进针,直至穿透肱骨近折端的对侧骨皮质。再取1枚2.0 mm克氏针在上进针点前 0.5 cm 处穿入皮肤,向近折端尺侧穿针至透过对侧骨皮质。C形臂 X 线机透视复位、固定满意后,将针尾屈曲 90°剪断,残端留于皮外。无菌纱布包扎针尾,石膏托固定于屈肘 90°前臂旋前位(图 3-17)。

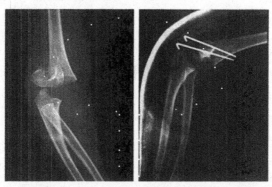

图 3-17　肱骨髁上骨折闭合复位经皮穿针内固定,石膏托外固定

术后常规服用抗生素 3 天以预防感染。当日麻醉恢复后即可行腕关节屈伸及握拳活动,4 周后解除外固定,拔除克氏针,加强肩、肘关节的功能锻炼。此外,对于较严重的粉碎性骨折,可行外固定架固定(图 3-18)。

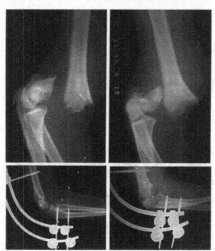

图 3-18　儿童肱骨髁上骨折外固定架固定

　　(2)切开复位内固定(ORIF):成人常需采用此种方法。手术指征:①骨折不稳定,闭合复位后不能维持满意的复位。②骨折合并血管损伤。③骨折合并同侧肱骨干或前臂骨折。另外,对老年患者应尽量选择切开复位内固定,以利于早期功能锻炼。若合并血管损伤需进行修补,更应同时稳定骨折端,可通过前方的Henry入路来完成。若未合并血管损伤,则可以采取内、外侧联合切口或后正中切口。多数认为后正中切口显露清楚,能够直视下复位骨折,也方便进行内固定。可使用 AO 半管状钢板、重建钢板或特制的 Y 形钢板,尽可能用拉力螺钉增加骨折端稳定。Heffet 和 Hotchkiss 已证实两块钢板呈 90°角分别固定内、外侧柱,其抗疲劳性能优于后方单用一块 Y 形钢板或双髁螺钉固定。Home 认为,如果因骨折粉碎不能获得良好的稳定,可采取非手术疗法,但此观点并不适用于所有移位的粉碎性骨折。粉碎性骨折内固定同时应一期植骨。如内固定不稳定,则需延长石膏制动时间以维持复位,将导致疗效欠佳,故应尽可能获得稳定固定,手术后不用外固定,以便进行早期功能锻炼。开放骨折应及时行清创术,污染严重者可考虑延期闭合伤口,彻底清创后可用内固定或外固定稳定骨折端。

(四)并发症

肱骨髁上骨折的并发症较多,有以下几种。

1.Volkmanns 缺血挛缩

Volkmanns 缺血挛缩为肱骨髁上骨折最严重的并发症,发病常与处理不当有关。出血和组织肿胀可使筋膜间室压力升高,外固定包扎过紧和屈肘角度太大使间室容积减小或无法扩张是诱发本病的重要因素。

早期:伤肢突然剧痛,部位在前臂掌侧,进行性灼痛,当手主动或被动活动时疼痛加剧,手指常处于半屈曲状态,屈指无力。同时,感觉麻木、异样感,继之出现感觉减退或消失,肢端肿胀、苍白、发凉、发绀。受累前臂掌侧皮肤红肿,张力大且有严重压痛。桡动脉搏动减弱或消失,全身可有体温升高,脉快。晚期:肢体出现典型的 Volkmanns 缺血挛缩畸形,呈爪形手,即前臂肌肉萎缩、旋前,腕及手指屈曲、拇内收、掌指关节过伸。这种畸形被动活动不能纠正,桡动脉搏动消失。

一旦诊断明确,应紧急处理。早期:应争取时间改善患肢血运,尽早去除外固定物或敷料,适当伸直屈曲的关节,毫不顾惜骨折对位。如仍不能改善血运时,则应即刻行减压及探查手术(应力争在本症发生6～8小时内施行)。术中敞开伤口不缝合,等肢体消肿后,再作伤口二期或延期缝合。全身应用抗生素预防感染,注意坏死物质吸收可引起的酸中毒、高血钾、中毒性休克和急性肾衰竭,给予相应的治疗。严禁抬高和热敷患肢。晚期:以手术治疗为主,应根据损害时间、范围和程度而定。6 个月以前挛缩畸形尚未稳定,此时可作功能锻炼和功能支架固定。待畸形稳定后(至少半年至 1 年后),可行矫形及功能重建手术。酌情选择:尺桡骨短缩、腕关节固定、腕骨切除、瘢痕切除及肌腱延长和肌腱转位等。还有神经松解,如正中神经和尺神经同时无功能存在,可用尺神经修复正中神经。

2.神经损伤

肱骨髁上骨折并发神经损伤比较多见,发生率为 5%～19%。大多数神经损伤为神经传导功能障碍或轴索中断,数天或数月内可自然恢复,神经断裂很少见,偶发生于桡神经。正中神经损伤引起运动障碍常局限于掌侧骨间神经支配的肌肉,主要表现为拇指与示指末节屈曲无力,其他分支支配的肌肉不受影响。

神经损伤的早期处理主要为支持疗法,被动活动关节保持功能位置。伤后2～3 个月后临床与肌电检查皆无恢复迹象时,应考虑手术松解。

3.肘内翻

肘内翻为肱骨髁上骨折最常见的并发症,尺偏型骨折发生率高达 50%。由于内侧皮质压缩和未断骨膜的牵拉,闭合整复很难恢复正常对线;其次,悬吊式石膏外固定或牵引治疗均不能防止远骨折段内倾和旋转移位;再有是骨折愈合过程成骨能力不平衡,内侧骨痂多,连接早,外侧情况相反,内、外侧愈合速度悬殊使远段内倾进一步加大。

预防措施主要有以下几方面。

(1)闭合复位后肢体应固定于有利骨折稳定的位置,伸展尺偏型骨折应固定在前臂充分旋前和锐角屈肘位。

(2)通过手法过度复位骨折使内侧骨膜断裂,消除不利复位因素。

(3)骨折复位 7～10 天换伸肘位石膏管型,最大限度伸肘,同时手法矫正远段内倾。

(4)不稳定骨折或肢体肿胀严重不容许锐角屈肘固定者,骨折复位后应行经皮穿针固定,否则应牵引治疗。

(5)切开复位务必恢复骨折正常对线,提携角宁可过矫,莫取不足。内固定要稳固可靠。

轻度肘内翻无须处理,肘内翻大于 15°畸形明显者可行髁上截骨矫形。通常闭合式楔形截骨方法,从外侧切除一楔形骨块。术前先摄患肘伸直位正位 X 线片,测量出肘内翻的角度,然后算出应予矫正的角度。先画出肱骨轴线 AB,另沿尺桡骨之间画一轴线 CD,于其相交点 E,再划一直线 EF,使∠FEB＝10°(提携角),则∠DEF 即为需切骨矫正的内翻角。然后于肱骨鹰嘴窝上1.5～2.0 cm 处画一与肱骨干垂直的横线 HO,并于 O 点向肱骨桡侧画一斜线 GO,使∠HOG

等于∠DEF,楔形 GHO 即为设计矫正肘内翻应切除的骨块,其底边在桡侧。

手术取外侧入路,在上臂下 1/3 外侧,沿肱骨外髁嵴作一长约 6 cm 的纵形切口。判明肱三头肌与肱桡肌的间隙,分开并向前拉开肱桡肌与桡神经,将肱三头肌向后拉,沿外上髁纵形切开骨膜,在骨膜下剥离肱骨下 1/3 至鹰嘴窝上缘为止,以显露肱骨的前、后、外侧骨面,无需剥离其内侧的骨膜,也不可损伤关节囊。按设计在鹰嘴窝上 1.5～2.0 cm 处,和肱骨干垂直的横切面(HO)上,先用手摇钻钻一排 3～4 个穿透前后骨皮质的小孔,再在与测量切骨相同角度的另一斜面(GO)上,钻一排小孔,用锐利骨刀由外向内切骨,至对侧骨皮质时不要完全凿断,以免切骨端不稳定而易发生移位,取下所切掉的楔形骨块。切骨后将前臂伸直,手掌朝上,固定切骨近段,将前臂逐渐外展,使切骨面对合,矫正达到要求后,即可用两根克氏针,分别自肱骨内外上髁钻入,通过切骨断面,达到恰好穿透对侧骨皮质为止,折弯尾端于骨外;亦可用 U 形钉内固定。彻底止血,需要时,可摄 X 线片复查,了解畸形矫正是否满意,否则重新复位与内固定。克氏针尾端埋在皮肤下,分层缝合切口。术毕,用前后长臂石膏托外固定肘关节于功能位。

三、肱骨髁间骨折

肱骨髁间骨折至今仍是比较常见的复杂骨折,多见于青壮年严重的肘部损伤,常为粉碎性骨折。严重的肱骨髁间骨折常伴有移位、滑车关节面损伤,内髁和外髁常分离为独立的骨块,呈 T 形或 Y 形,与肱骨干之间失去连接,并且有旋转移位,为 AO 分类的 C 型,治疗较困难,且对肘关节的功能影响较大,采用非手术治疗往往不能取得满意的骨折复位。

(一)骨折类型

肱骨髁间骨折的分型较多,现就临床上应用广泛且对骨折治疗的指导意义较大的 Mehne 分型叙述如图 3-19。

(二)临床表现与诊断

局部肿胀,疼痛。因髁间移位、分离致肱骨髁变宽,尺骨向近端移位使前臂变短。可出现骨擦音,肘后三角关系改变。明显移位者,肘部在所有方向均呈现不稳定。摄肘关节正侧位 X 线片可明确骨折的类型和移位程度,需注意的是,骨折真实情况常比 X 线片的表现还要严重。判断骨折粉碎程度还可行多方向拍片或重建 CT 检查。

(三)治疗

肱骨髁间骨折是一种关节内骨折,由于骨折块粉碎,不但整复困难,而且固定不稳,严重影响关节功能的恢复,故而对髁间骨折要求复位正确,固定稳妥,并早期进行功能锻炼,以争取获得满意的效果。治疗时必须根据骨折类型、移位程度、患者年龄、职业等情况来选择恰当的方法。

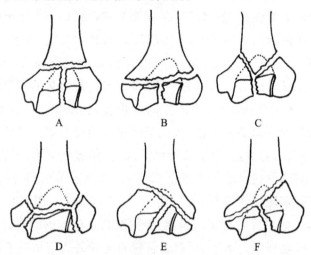

图 3-19　肱骨髁间骨折的 Mehne 分型

A.高 T 形;B.低 T 形;C.Y 形;D.H 形;E.内 λ 形;F.外 λ 形

1.非手术治疗

对于内、外髁较为完整及轻度分离无明显旋转患者,可于透视下手法复位长臂石膏前后托固定,2 周后再换一次石膏,肘部的屈曲程度不能单纯依靠是屈曲型还是伸直型来定,而要在透视下观察在何种位置最稳定。制动时间为 4～5 周,去除石膏后再逐渐练习肘关节的屈伸活动。无移位的骨折仅维持骨折不再移位即可,可用石膏托制动 4 周。

尺骨鹰嘴牵引:对于伤后未能及时就诊或经闭合复位失败者,因局部肿胀严重,不宜再次手法复位及应用外固定,许多学者主张采用此方法,它能够使骨折块达到比较理想的对线。在过头位,能迅速使肿胀消退,一旦患者能够耐受疼痛就开始活动。但单纯采用纵向牵引并不能解决骨折块的轴向旋转。可待局部肿胀消退,肱骨髁和骨折近端的重叠牵开后,做两髁的手法闭合复位。

2.手术治疗

大多数骨折均需手术切开复位内固定。过去多采用肘后正中纵形切口,将肱三头肌作 A 形切断并向远端翻转,以显露骨折。但该手术入路的缺点是术后外固定至少需 3 周,使患肘不能早期屈伸锻炼,关节僵直发生率高。目前多数学者认为采用鹰嘴旁肘后轻度弧形正中切口,尖端向下的 V 形尺骨鹰嘴截骨是显露骨折并行牢固内固定的最佳方式。因其保持肱三头肌的完整性,减少损伤和术后粘连,同时髁间显露充分,复位精确,固定稳妥,常不需用外固定,术后可早期功能锻炼。术中可将尺神经分离显露,并由内上髁区域移开。原则是首先复位和固定髁间骨折,然后再处理髁上骨折。但如果存在大块骨折块与肱骨干对合关系明显,则无论其涉及关节面的大小,都应先将其与肱骨干复位和固定。髁间部位骨折处理重点是维持髁间关节面的平整,肱骨滑车的大小、宽度,特别对于 C_3 型骨折,可以考虑去除那些影响复位和固定的小的关节内骨折块,有骨缺损时一定要做植骨固定,争取骨折一期愈合和骨折固定早期的稳定性。通常,在复位满意后先临时用克氏针固定,然后再选用合适的永久性的内固定物。

肱骨髁间骨折手术时必须采用坚强的内固定,才能早期进行关节功能锻炼,避免肘关节僵硬。对 C_2、C_3 型骨折采用双钢板固定于肱骨髁外侧及内侧,内侧也可采用 1/3 管形钢板。合并肱骨髁上骨折常需加用重建钢板,一般需使用两块接骨板才可达到牢固的固定效果,接骨板相互垂直放置可增加固定的强度。日常功能锻炼可使无辅助保护的螺钉固定发生松动。要达到牢固的固定,外侧接骨板的位置应下至关节间隙水平;内侧接骨板应置于较窄的肱骨髁上嵴部位,此处可能需要轻度向前的弧线。3.5 mm 的重建接骨板是较好的选择。髁部手术后,对截下的尺骨鹰嘴复位后使用的固定为 1～2 枚直径为 6.5 mm、长度不短于 6.5 cm 的松质骨螺钉髓内固定＋张力带钢丝,或 2 枚平行克氏针髓内固定＋张力带钢丝(图 3-20,图 3-21)。需要特别指出的一点是,在做尺骨鹰嘴截骨时应尽量避免使用电锯,因其可造成骨量的丢失,从而导致尺骨鹰嘴的短缩或复位不良,而影响手术效果。

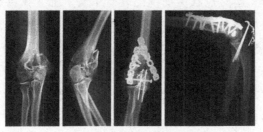

图 3-20 低 T 形肱骨髁间骨折
采用尺骨鹰嘴截骨入路,AO 双重建钛板螺钉内固定

内固定结束后,如果尺神经距内固定物很近,则将尺神经前置,放置引流条,术后 24～48 小时内拔除。早期有效的肘关节功能锻炼,对于肘关节功能的恢复至关重要,肘关节制动时间一旦过长,必将导致关节僵硬。骨折坚强固定的病

例,患肢不做石膏固定,术后 3 天内开始活动肘关节。内固定不确实的,均石膏托屈肘固定 3 周左右,去除石膏后无痛性主动活动肘关节,辅以被动活动。

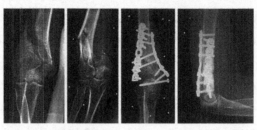

图 3-21　外 λ 形肱骨髁间骨折,采用 AO 双重建钛板螺钉内固定

早期利用 CPM 进行功能锻炼,有利于肘关节周围骨干与软组织血液供应恢复,肿胀消退,能加快关节内滑液的循环和消除血肿,减少关节粘连,可刺激多种间质细胞分化成关节软骨,促进关节软组织的再生和修复,可抑制关节周围炎性反应。

3.肱骨远端置换术与全肘关节置换术

近年来,随着人工关节材料的改进和医疗技术的进步,人工关节越来越广泛地应用于髋关节、膝关节等全身大关节严重疾病的治疗,但因人工肘关节研制和应用在国内起步较晚,临床应用尚不多见。对于关节面破坏严重,无法修复或经内固定术后,内固定物松动严重影响肘关节功能者可行人工肘关节置换术。手术采用肘关节后侧正中切口,游离并保护尺神经,显露肱骨远端、尺骨近端及桡骨小头。锯除肱骨中段滑车,扩大肱骨远段髓腔,参照试件,切除滑车及肱骨小头,直至假体试件的边缘恰能嵌至肱骨内外上髁的切骨断面间隙中。钻开尺骨近端髓腔,扩大髓腔,凿除冠状突周围的软骨下骨。插入试件,检查肘关节屈、伸及旋转活动范围。如桡骨小头内侧关节面有骨折,可切除桡骨小头。冲洗髓腔后置入骨水泥,安装假体。尺神经前置于皮下软组织层,修复肱三头肌腱、韧带及关节囊,放置引流,加压包扎。

术后不做外固定,引流 1～2 天,1 周内做肌肉收缩锻炼,1 周后开始做肘关节屈伸及旋转活动,3 周后逐渐加大幅度行功能锻炼。

四、肱骨内髁骨折

肱骨内髁骨折是一种少见的肘关节损伤,仅占肘关节骨折的 1%～2%,在任何年龄组均少见,儿童相对要多一些。骨折块通常包括肱骨滑车内侧 1/2 以上和(或)肱骨内上髁,骨折块因受前臂屈肌群的牵拉多发生旋转移位,属关节内骨骺损伤。治疗上要求解剖复位,若复位不良不仅妨碍关节功能恢复,而且可能引起肢体发育障碍,继而发生肢体畸形及创伤性关节炎。

(一)骨折类型

肱骨内髁骨折分为三型。

Ⅰ型损伤:骨折无移位,骨折自滑车关节面斜形向内上方,至内上髁上方。

Ⅱ型损伤:骨折块轻度向尺侧或内上方移位,无旋转。

Ⅲ型损伤:骨折块明显旋转移位,常为冠状面旋转,也可同时伴有矢状面的旋转,结果骨折面向后,滑车关节面向前。

(二)临床表现与诊断

外伤后肘关节处于部分屈曲位,活动明显受限,肘关节肿胀、疼痛,尤以内侧明显。局部明显压痛,可触及内髁有异常活动。

儿童肱骨滑车内侧骨骺出现时间为 9～14 岁。对骨化中心出现后的肱骨内髁骨折,临床诊断一般比较容易。而在肱骨内上髁骨骺骨化中心出现之前发生的肱骨内髁骨折诊断则较困难,因为骨骺尚未骨化,其软骨于 X 线片上不显影,通过软骨部分的骨折线也不能直接显示,此类损伤于 X 线片上不显示任何阳性体征(既无骨折又无脱位影像)。因此,临床上必须详细检查,以防漏诊、误诊。细致的临床检查,熟悉不同部位骨骺出现的时间、形态及其与干骺端正常的位置关系是避免漏诊、误诊的关键。对于诊断确有困难的病例,可拍健侧相同位置的 X 线片加以鉴别,必要时可行 CT 或 MRI 检查以明确诊断。

(三)治疗

肱骨内髁骨折既是关节内骨折,又是骨骺损伤,故治疗应遵循关节内骨折及骨骺损伤的治疗原则。无论采取何种治疗方法,应力求使骨折达解剖复位或近似解剖复位(骨折移位＜2 mm)。复位不满意不仅妨碍关节功能恢复,而且可能引起生长发育障碍,继而发生肢体畸形及创伤性关节炎。

Ⅰ型骨折和移位不大的Ⅱ型骨折可行长臂石膏后托固定伤肢于屈肘 90°前臂旋前位。石膏托于肘部应加宽,固定范围应完全包括肘内侧,且应仔细塑形,以防骨折发生移位。1 周后应摄 X 线片,如石膏托松动,则更换石膏托;如骨折移位,则应采取其他措施,一般 4 周后去除石膏托行肘关节功能锻炼。

对于移位＞2 mm 的Ⅱ型骨折及Ⅲ型骨折,因骨折移位大,关节囊等软组织损伤较重,而且肱骨下端髁间窝骨质较薄,骨折断端间的接触面较窄,加之前臂屈肌的牵拉,使骨折复位困难或复位后骨折不稳定,则应采取手术治疗。

手术方法:取肘关节内侧切口,显露并注意保护尺神经,显露骨折后,清除局部血肿或肉芽组织,将骨折复位后以 2 枚克氏针交叉固定或松质骨螺钉内固定。术中注意保护尺神经,必要时做尺神经前移;不可过多地剥离骨折块内侧附着的肌腱等软组织,以防影响骨折块的血液供应;术中尽量使滑车关节面及尺神经沟保持光滑。对于骨骺未闭合的儿童骨折,内固定物宜采用 2 枚克氏针交叉固定,因克氏针固定操作简单、牢固,对骨骺损伤小且便于日后取出;丝线缝合固定不易操作且固定不牢固;螺钉内固定固然牢固,但对骨骺损伤较大,且不便日后取出。外固定时间一般为 4～6 周,较肘部其他骨折固定时间稍长,因为肱骨内髁骨折软骨成分较多,愈合时间较长。固定期满后拆除石膏,拍 X 线片示骨折愈合后拔除克氏针,行肘关节早期、主动功能锻炼。对于骨骺已闭合的或成人的肱骨内髁骨折,可采用切开复位 AO 重建板内固定术(图 3-22)。

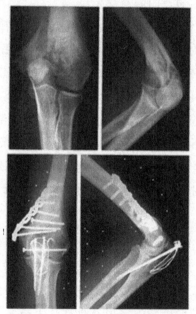

图 3-22 成人肱骨内髁骨折
采用尺骨鹰嘴截骨入路,AO 重建板内固定

五、肱骨外髁骨折

肱骨外髁骨折是儿童肘部常见损伤,发病多在 2～18 岁,以 6～10 岁最为常见,亦有成人发生此类损伤。骨折块通常包括肱骨小头骨骺、滑囊外侧部分及干骺端骨质,故亦称为骨骺骨折。此类骨折多为关节内骨折,且肱骨小头与桡骨小头关节面对应。骨骺部分与骨的生长发育密切相关,如治疗不当,将留有肘部畸形,导致功能障碍及远期其他类型并发症。

(一)骨折类型

小儿肱骨外髁骨折的 Wadsworth 分类如下。

Ⅰ型:无移位。

Ⅱ型:有移位,但不旋转。

Ⅲ型:外髁骨折块向外侧同时向后下翻转移位。

Ⅳ型:与通常骨折不同,多见于 13～14 岁儿童,肱骨小头与桡骨头碰撞发生,有骨软骨的改变。

(二)临床表现与诊断

肱骨外髁骨折的伤因多由间接复合外力造成,当儿童摔倒时手掌着地,前臂多处于旋前,肘关节稍屈曲位,大部分因暴力由桡骨传至桡骨头,再撞击肱骨外髁骨骺而发生骨折。骨折后,肘部外侧肿胀并逐渐扩散,以至整个关节。局部肿胀程度与骨折类型有明显关系,骨折脱位型肿胀最严重。肘外侧出现皮下瘀斑,逐渐向周围扩散,可达腕部。肘部外侧明显压痛,若为Ⅳ型骨折,则内侧也可有明显压痛,甚至发生肱骨下端周围性压痛。肘关节活动功能丧失,患儿常将肘关节保持在稍屈曲位,被动活动肘关节时出现疼痛,但前臂旋转功能多无受限。

肱骨外髁骨折线常呈斜形,由肱骨小头-滑车间沟或滑车外侧缘斜向髁上嵴。根据骨折类型的不同,可出现尺骨相对于肱骨干的外侧移位。伸肌附着点的牵拉可使骨块发生移位。应与肱骨小头骨折相鉴别:肱骨外髁骨折包括关节面和非关节面两个部位,并常带有滑车的桡侧部分;而肱骨小头骨折只累及关节面及其支撑骨。

X 线摄片时因骨片移位及投照方向造成多种表现,在同一骨折类型的不同 X 线片中表现常不一致;加之儿童时期肘部的骨化中心出现和闭合时间相差甚大,部分 X 线表现仅是外髁的骨化中心移位。另外因肱骨外髁骨化中心太小,放射或临床医师常因缺乏经验而造成漏诊或误诊。有些病例 X 线片肱骨外髁干骺部未显示骨折裂痕,但有肘后脂肪垫征(八字征),在诊断时应加以注意。肘外伤后,肱骨远段干骺部外侧薄骨片和三角形骨片是诊断肱骨外髁骨折的主要依据。肘后脂肪垫征(八字征)是提示肘部潜隐性骨折的主要 X 线征象,要特别予以注意。诊断确有困难的病例可拍健侧相同位置的 X 线片加以鉴别,必要时可行 CT 或 MRI 检查以明确诊断。

(三)治疗

早期无损伤的闭合复位是治疗本病的首选方法。肱骨外髁骨折的固定方法是屈肘60°～90°前臂旋后位,颈腕带悬吊胸前,可使腕关节自然背伸,此时前臂伸肌群松弛,对骨折块的牵拉小,同时屈肘位肱三头肌紧张,有利于防止骨折块向后移位;又由于桡骨小头顶住肱骨小头防止其向前移位,因此,骨折较稳定。另外,从前臂伸肌群的止点在肱骨外上髁的角度来看,屈曲90°以上,前臂伸肌群的力臂减少,牵拉肱骨外髁的力变小,骨折将更稳定。但由于骨折后血肿的形成及手法复位时的损伤,可造成关节明显肿胀,屈肘角度太小会影响血液循环,所以不主张固定在小于屈肘60°的体位,以屈肘60°～90°固定为宜。

对于Ⅰ型和移位轻的Ⅱ型骨折(骨折移位<2 mm),因其无翻转,仅用手法复位后小夹板或石膏托固定即可;但Ⅲ、Ⅳ型骨折,因骨折处有明显的旋转和翻转移位,由于前臂伸肌腱的牵拉,手法往往难以使骨折达到满意的复位,即使在透视下复位很好,外固定也很难保持满意的位置,可用手捏翻转、屈伸收展手法闭合复位,插钢针固定,或切开复位内固定。

手术方法:取肘后外侧切口,显露骨折后清除局部血肿或肉芽组织,可使用克氏针或 AO 接骨板内固定(图 3-23)。与肱骨内髁骨折一样,对于骨骺未闭合的儿童,内固定物宜选用2枚克氏针交叉固定;螺钉固定比较稳固,但由于儿童肱骨外髁的结构特点,螺钉如使用不当易损伤骨骺而影响生长发育。术后外用长臂石膏托外固定4～6周,摄 X 线片证实骨折愈合后,去除石膏托,行肘关节功能锻炼。

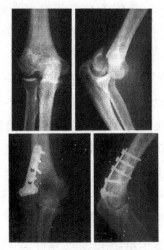

图 3-23　肱骨外髁骨折
AO 斜 T 形解剖板内固定

（四）预后

肱骨外髁骨折是儿童肘关节创伤中最多见、最重要的骨折类型,常引起畸形愈合,会发生不同程度的髁间骨缺损,即鱼尾状畸形,无论复位好坏都可能发生这种畸形。它的发生是因骨折线经过髁板全层,愈合时局部产生骨桥。骨折同时也损伤了髁软骨的营养血管,使骨折面的软骨细胞坏死、吸收,使骨折间隙增大。骨折愈合后,肱骨内、外髁骨髁继续发育,而骨桥处生长缓慢甚至停滞,最终发生鱼尾状畸形。所以,损伤年龄越小,骨折复位越不满意者,畸形就越明显。肱骨外髁骨折延迟愈合或不愈合以及鱼尾状畸形是造成肘外翻的原因。延迟手术治疗(伤后 3 周),也可导致骨折块的坏死和肘外翻畸形。此外,还可以引起肱骨外髁增大、肱骨小头骨髁早闭、肱骨小头骨髁缺血性坏死及肱骨外上髁骨髁提前骨化等后遗症。

六、肱骨小头骨折

Hahn 在 1853 年第一次提出,Kocher 自 1896 年起对此骨折倾注了许多精力进行研究,又称之为 Kocher 骨折。肱骨小头骨折是一种不太常见的肘部损伤,各种年龄组均可发生。单纯肱骨小头骨折以成年人多见,合并部分外髁的肱骨小头骨折多发生在儿童。本骨折是关节内骨折,常因有些骨折较轻,骨折片较小且隐蔽而容易漏诊或误诊,从而导致延误治疗。

（一）骨折分类

Kocher 和 Lorenz 将肱骨小头骨折分为两类。

1. I 型

完全骨折又称 Hahn-Steinthal 型,骨折发生在肱骨小头基底部,骨折线位于冠状面,包含一个较大块骨质的小头,亦可累及相邻的滑车桡侧部。

2. II 型

部分骨折又称 Kocher-Lorenz 型,主要累及关节软骨,几乎不包含骨组织。

Wilson(1933)又提出了第 III 型,即关节面向近侧移位,且嵌入骨组织,也有人将其称为肱骨小头关节软骨挫伤,是致伤外力不足以导致发生完全或部分骨折,早期行普通 X 线检查多不能明确诊断。

（二）临床表现与诊断

肱骨小头骨折常由桡骨头传导的应力所致,故有时可合并桡骨头骨折。最为常见的致伤方式是跌倒后手掌撑地,外力沿桡骨传导至肘部;或跌倒时处于完全屈肘位,外力经鹰嘴冠状突传导撞击肱骨小头。急诊患者除了肘关节积血肿胀、活动受限以外,局部症状不突出,多于拍摄 X 线片时发现,前臂旋转不受限制是其特点。临床上应注意将肱骨小头骨折与外髁骨折进行鉴别。外髁的一部分即关节内部分是肱骨小头骨折,不包括外上髁和干骺端;而外髁骨折除包括肱骨小头外,还包括非关节面部分,常累及外上髁。

其典型 X 线表现如下:侧位片常常可以看到肱骨下端前面,相当于滑车平面有一薄片骨块影,因骨折块包含有较大的关节软骨,故实际的骨折片要比 X 线片所显示的影像大得多。值得注意的是侧位片上一般很难发现骨折块的来源,需要观察其正位 X 线片究其来源。正位片由于肱骨小头骨折块大都移位于肱骨下端前方,与肱骨远端重叠,故在肘关节正位片上一般都看不到骨折块影而易致漏诊。但如仔细观察其正位 X 线片,可以发现其肱桡关节间隙增宽,肱骨侧关节面粗糙,失去正常关节面的光滑结构。如出现此典型改变,再加上侧位片肱骨前下端有骨折块影出现,一般不难做出肱骨小头骨折的诊断。

(三)治疗

争议颇多,包括非手术治疗(进行或不进行闭合复位)、骨块切除及假体置换。不论是采取闭合或切开复位,都应争取获得解剖复位,因为即使轻度移位亦可影响关节活动。若不考虑骨折类型,要想获得良好疗效,术后康复至关重要。

1.非手术治疗

对无移位骨折可行石膏后托固定 3 周。对成人移位骨折,并不建议闭合复位;儿童和青少年移位骨折,可首选闭合复位,可望获得快速而完全的骨愈合。

如有可能,可对Ⅰ型骨折试行闭合复位,伸肘位对前臂进行牵引,直接对骨折处进行施压以获得复位。对肘部施加内翻应力,可使外侧开口加大,有利于骨折复位。一旦复位满意,应保持屈肘,由桡骨头的挤压作用来维持骨折块的复位。尽管有人强调应在最大屈肘位固定以维持复位,但应注意对严重肿胀者应减少屈肘,以防出现缺血性挛缩。前臂旋前有助于桡骨头对骨折块的稳定作用。完全复位后,应将肘部制动 3～4 周。

2.手术治疗

手术难度较大,因为即使获得了解剖复位,也做到了术后早期活动,仍可能发生部分或完全性的肘关节僵硬。

因骨折块位于关节囊内,并且常旋转 90°,充分的手术显露很有必要。可采取后外侧入路,在肘肌前方进入关节,注意保护桡神经深支。此切口稍偏前方,优点是术中可以避开后方的肱尺韧带,减少发生后外侧旋转不稳定的危险,且不易损伤桡神经深支。若术中或原始损伤累及后外侧韧带复合体,应在术中行一期修补,并可将其与骨骼进行锚式固定,术后将前臂置于旋后位短期制动,以维护这种修补术的效果。

术中固定可采用松质骨螺钉、克氏针及可吸收螺钉固定骨折块,其中以松质骨螺钉的固定效果最好,螺钉可自后方向前旋入固定。手术目的是恢复关节面解剖,并给予稳定固定,以允许术后早期活动。若骨折块不甚粉碎,复位满意后用松质骨螺钉固定稳定可靠,术后则不必进行制动,可立即进行屈伸功能锻炼,临床疗效较为满意。对粉碎严重的骨折,普通螺钉或克氏针固定常很难达到理想效果,则可采用外固定架固定。若骨折块太小或严重粉碎,则可考虑行碎骨块切除。对移位骨折,Smith 认为骨折块切除的疗效优于进行闭合或切开复位,并建议早期行切除术,而不是伤后 4~5 天血肿和渗出开始机化时手术。术后只用夹板或石膏制动 2~3 天即可开始进行关节活动。骨折块切除术后发生桡骨向近端移位和下尺桡关节的异常并不多见。如果确实因骨折块太小,无法进行复位及固定,遗留在关节内又将成为游离体,进行早期切除有助于功能恢复;但对完全骨折,尤其是骨折累及滑车桡侧时,早期进行骨折块的切除显然不合适,将造成关节活动受限和肘外翻不稳定。

Jakobsson 建议用金属假肢来重建肱骨远端关节面,以避免发生肱骨小头骨折块的无菌性坏死和维持肘关节稳定性,但此种治疗没有得到普遍开展。

对陈旧性骨折伴明显移位而影响肘关节功能时,无论受伤时间长短,都应将骨折块切除。通过手术(包括软组织松解、理疗和功能锻炼),肘关节功能将得到明显改善。反之,如行切开复位内固定术,即使达到解剖复位,效果也不理想。

七、肱骨内外上髁骨折

每一个上髁都有自己的骨化中心,这在儿童肘部损伤中有其特殊的意义,因为相对于富有张力的侧副韧带,骨骺生长板本身是一个薄弱点。由于撕脱应力的作用,在儿童,发生的内上髁骨折常常是一个骨骺分离;在成人,原发的、单纯的上髁骨折比较少见,大多与其他损伤一起发生。

(一)肱骨内上髁骨折

内上髁的骨化中心直到 20 岁才发生融合,是一个闭合比较晚的骨骺,也有人终生不发生融合,应与内上髁骨折相鉴别。儿童或青少年发生肘脱位时,可合并内上髁撕脱骨折,骨折块可向关节内移位,并停留在关节内,影响肘脱位的复位。20 岁后再作为一个单独的骨折出现或合并肘脱位则比较少见。若内上髁骨化中心与肱骨远端发生了融合,成人就不大可能因撕脱应力导致骨折。成人内上髁骨折并不局限于骨化中心的原始区域,可向内髁部位延伸。因内上髁在肘内侧突出,易受到直接暴力,故成人比较多见的是直接暴力作用于内上髁所致的单纯内上髁骨折,这也是成人内上髁骨折的特点之一。尺神经走行于内上髁后方的尺神经沟,发生骨折时可使其受到牵拉、捻挫,甚至连同骨折块一起嵌入关节间隙,导致尺神经损伤。

1.肱骨内上髁骨折的分类

Ⅰ型:内上髁骨折块轻度移位。

Ⅱ型:内上髁骨折块向下、向前旋转移位,可达肘关节间隙水平。

Ⅲ型:内上髁骨折块嵌夹在肘内侧关节间隙,肘关节实际上处于半脱位状态。

Ⅳ型:肘部向后或后外侧脱位,撕脱的内上髁骨块嵌夹在关节间隙内。

2.临床表现与诊断

前臂屈肌的牵拉可使骨折块向前、向远端移位。内上髁区域肿胀,甚至皮下淤血,并存在触痛和骨擦音等特点。腕、肘关节主动屈曲及前臂旋前时可诱发或加重疼痛。应仔细检查尺神经功能。

对青少年患者,应将正常的骨化中心与内上髁骨折进行鉴别,拍摄健侧肘部X线片有助于诊断。

3.治疗

对轻度移位骨折或骨折块嵌顿于关节间隙内的治疗已达成共识。若骨折无移位或轻度移位,可将患肢制动于屈肘、屈腕、前臂旋前位7~10天即可。如果骨折块嵌顿于关节内,则应尽早争取手法复位,可在伸肘、伸腕、伸指、前臂旋后位,使肘关节强力外翻,重复创伤机制,利用屈肌群的紧张将骨折块从关节间隙拉出,变为Ⅱ型损伤,然后用手指向后上方推挤内上髁完成复位,以X线片证实骨折复位满意后,用石膏或夹板制动2~3周。

中度或重度移位骨折的治疗至今仍存争议,有3种方法可供选择:①手法复位,短期石膏制动。②切开复位内固定。③骨折块切除。

Smith认为,对患者来说获得纤维愈合与获得骨性愈合的最终结果是一样的。支持手术治疗者认为,移位的内上髁骨块可导致出现晚期尺神经症状及屈腕肌力弱和骨折不愈合,行外翻应力试验检查时会产生肘关节不稳定,并把上述并发症作为手术治疗的理由。但对于骨折块移位超过1 cm者,应行手术切开复位内固定,可选用两枚克氏针交叉固定或螺钉内固定(图3-24)。

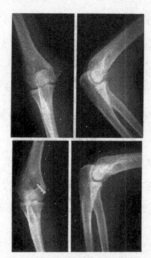

图 3-24 肱骨内上髁骨折螺钉内固定

(二)肱骨外上髁骨折

临床上非常少见,实际上,有很多学者怀疑它在成人是否是一个单独存在的骨折。外髁的骨化中心较小,在 12 岁左右出现,一旦骨化中心与主要部分的骨骼融合,撕脱骨折更为少见。外上髁与肱骨外髁平坦的外侧缘几乎在一个水平,遭受直接暴力的机会很少。治疗原则类似于无移位的肱骨外髁骨折的治疗,包括对肘部进行制动,直至疼痛消失,然后开始功能活动。

八、肱骨远端全骨骺分离

肱骨远端骨骺包括外上髁、肱骨小头、滑车和内上髁 4 个骨骺,借助软骨连成一体。肱骨远端全骺分离是指包括肱骨下端骨骺线水平、肱骨小头和滑车骨骺与肱骨干在水平轴上的分离,婴幼儿童时期肱骨远端为一大片较为扁平薄弱的软骨,在解剖学上不能属于肱骨髁的范围,其实质是一种关节内的骨骺损伤,虽然其损伤机制与髁上骨折相同,但在部位上不同于髁上 2 cm 的骨折。儿童肱骨远端全骨骺分离骨折是儿童肘部损伤中较少见的一种类型,多发生于 1～6 岁学龄前儿童,因肱骨远端四块骨骺尚未完全骨化,或分离四块骨骺中仅见肱骨小头骨骺,X 线检查不能显示其全貌,常因此发生误诊。

(一)骨折分类

根据 Salter-Harris 对骨骺损伤分类方法,肱骨远端全骨骺分离可分为 Ⅰ 型及 Ⅱ 型损伤。

Ⅰ 型损伤:多见于 2 岁以下的婴幼儿,骨折线自外侧缘经过生长板与干骺端相连接的部位达到内侧,造成了生长板以下骨骺的分离移位。

Ⅱ型损伤:多见于3岁以上的儿童。根据肱骨干骨骺骨折块的位置和全骨骺分离移位方向,Ⅱ型损伤又可分为两种亚型。

Ⅱa亚型:为骨折线自外侧缘横形至鹰嘴窝内侧部分转向上方,造成干骺端内侧有骨块伴随内移位,其骨块多呈三角形,称为角征,此亚型常见,是肱骨远端全骨骺分离典型X线表现。

Ⅱb亚型:为骨折线自内侧缘横形至鹰嘴窝外侧转向上方,在干骺端外侧有薄饼样骨折片,称为板征。肱骨小头骨骺与尺桡骨近端一起向外侧移位,移位程度较Ⅱa型轻,X线侧位片显示肱骨小头骨骺和骨片有移位。

(二)临床表现及诊断

有明显肘外伤史,伤后肘部肿痛,肱骨远端压痛。典型X线表现为分离的肱骨远端骨骺与尺桡骨近端一起向同一方向移位,桡骨近段纵轴线总是通过肱骨小头骨骺中心,常伴有肱骨干骺端骨块游离。由于这一时期肱骨远端4块骨骺中,只有肱骨小头骨骺发生骨化,在X线片上不能见到其他3块骨骺核。因此,肱骨远端全骨骺分离常以肱骨小头骨骺的位置作为X线诊断的主要依据。判定肱骨小头骨骺与桡骨近段纵轴线的关系,肱骨小头骨骺与肱骨干骺端的对应关系,尺桡骨近端与肱骨干骺端对应关系,从X线照片上可见的影像去分析判定不显影部分的损伤,就可减少对肱骨远端全骨骺分离的误诊和漏诊。在X线片,除正常肘关节外,如果见到桡骨近段纵轴线通过肱骨小头骨骺中心,则应考虑为肱骨髁上骨折或是肱骨远端全骨骺分离。但肱骨髁上骨折在肱骨干骺端可见骨折线。在肱骨干骺端有分离的骨折块伴随移位,就是Ⅱ型骨骺损伤,否则就是Ⅰ型骨骺损伤。

(三)治疗

肱骨远端全骨骺分离骨折属关节内骨折,复位不佳对关节功能多有影响甚至出现外观畸形,且涉及多个骨化中心,故应尽可能解剖复位。应该采用闭合复位还是手术切开复位,尚有争论。许多作者推崇闭合复位外固定,我们认为应根据具体情况,若局部肿胀不明显,且闭合复位后骨折对位稳定,则可仅作外固定。但若局部肿胀明显,由于骨折断面处为软骨,断端多较光整,仅靠单纯外固定很难维持断端的稳定,复位后若再移位则难免出现畸形,故应尽早行切开复位内固定术。术中宜采用克氏针内固定,尽量减少损伤次数,若用1枚克氏针固定较稳定,则不必用交叉双克氏针。因小儿的生理特点,其愈合相当快,常在受伤1周后就有骨痂生长,故我们主张宜早期复位。一般在 3 周以内均可考虑手术,但在 3 周左右,骨折实际上已基本愈合,周围骨痂亦生长多时,切开复位意义不大,可待以后出现后遗畸形再矫形。

第四节 尺桡骨干双骨折

尺桡骨干双骨折较常见,青少年占多数。

尺骨上端粗,下端细;桡骨上端细,下端粗。尺桡骨借上、下尺桡关节及两骨干间的骨间膜相连接。骨间膜是坚韧的纤维组织,附着于两骨嵴间,其纤维由桡骨斜向内下走行,抵止于尺骨嵴。骨间膜对稳定上、下尺桡关节,维持前臂旋转功能起重要作用。前臂在中立位时,骨间隙最大,骨干中部最宽,为 1.5~2.0 cm,骨间膜上下均紧张,尺桡两骨稳定。桡骨上、中、下 1/3 处分别有旋后肌、旋前圆肌、旋前方肌附着,骨折后,容易发生旋转移位。

一、病因、病机

直接暴力或间接暴力均可引起尺桡骨双骨折。

(一)直接暴力

重物压砸或撞击,多使尺桡骨在同一平面形成横形、粉碎形或多段骨折,常合并严重的软组织损伤。

(二)传达暴力

伤时手掌着地,其致伤暴力的传递与年龄有关。成人,暴力主要沿桡骨传递,桡骨骨折后,残余暴力沿着骨间膜传至尺骨,引起尺骨骨折,故桡骨骨折线高,多为横形;尺骨骨折线低,多为短斜形。儿童,暴力沿尺桡双骨传递,易致中 1/3 尺桡双骨折。

(三)扭转暴力

伤时手掌着地,躯干倾斜,暴力主要沿尺骨传递,引起骨折时尺骨骨折线高,桡骨骨折线低,多为双骨斜形或螺旋形骨折(图 3-25)。

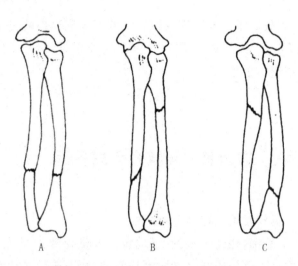

图 3-25　不同外力所致的桡尺骨干骨折
A.直接暴力;B.传达暴力;C.扭转暴力

(四)骨折类型

1.青枝型

此类骨折多见于儿童。骨折位于中下 1/3,骨折线在同一平面,多为掌侧成角畸形。

2.完全型

此类骨折多见于成人。骨折线不在同一平面,以横形、短斜形多见,可有侧方、重叠、成角、旋转移位。

(五)骨折特点

(1)儿童多为青枝骨折,掌侧成角多见。

(2)完全骨折,桡骨多有旋转移位,因旋肌牵拉桡骨而致。桡骨上 1/3 骨折,近端旋后,远端旋前;中下 1/3 骨折,近端中立位,远端旋前。

(3)再移位倾向大,为旋肌的牵拉力和剪力所致。

(4)容易遗留前臂旋转功能障碍,由残余的成角、侧方移位及尺桡关节囊的挛缩引起。

二、临床表现

伤后前臂肿胀、疼痛,肢体畸形,旋转功能障碍。完全骨折可扪及骨擦音,青枝骨折局部压痛明显,有纵向叩击痛。X 线片可以明确骨折类型及移位情况。摄片应包括上下尺桡关节,注意有无关节脱位。

三、诊断与鉴别诊断

前臂外伤史,前臂肿胀、疼痛、旋转功能障碍,青枝骨折前臂多有掌侧成角畸形,局部可查及压痛,并有纵向叩击痛,完全骨折有骨擦音和异常活动。X 线片显示,青枝骨折线多位于尺桡骨中 1/3,并向掌侧成角;完全骨折线多不在同一平面,断端可为横形、短斜形、粉碎形,多有旋转、重叠或侧方移位。

成人尺桡骨干双骨折应与特殊型孟氏骨折相鉴别,X 线片可明确诊断。

四、治疗

尺桡骨干无移位骨折,浸敷活血化瘀药酒,夹板固定,患肢用三角巾悬吊胸前,儿童固定 3~4 周,成人固定 5~6 周。尺桡骨干青枝骨折,单纯掌侧成角移位者,按三点加压法放置压垫,夹板固定后,再行手法复位,可避免手法失误加重骨折移位。尺桡骨干严重粉碎性骨折,夹板压垫固定后,用牵引和掌背侧挤按手法整复,可消除成角,改善尺桡骨力线,矫正旋转移位。至断端连接,骨折稳定后,尽早进行前臂旋转功能锻炼。其他类型的尺桡骨移位骨折,整复时,先矫正成角及旋转移位,再矫正重叠或侧方移位。尺桡骨开放性骨折,伤口在 3 cm 以内,创缘整齐,污染不严重者,清创缝合后,可行手法整复,小夹板固定。整复失败者可行手术治疗。

(一)整复方法

1.青枝骨折

压垫三点加压放置,夹板固定后,近折端助手握持肘部,远折端助手握持大、小鱼际部牵引,术者双手掌分别置于骨折处的掌背侧部,十指交叉,合力挤按骨折成角部位,远折端助手在持续牵引下配合屈曲腕关节,以协助整复。

2.严重粉碎性骨折

压垫、夹板固定后,近折端助手握持肘部,远折端助手握持大鱼际、小鱼际部持续牵引 2~3 分钟,以矫正成角移位。在维持牵引下术者双掌根沿前臂掌背侧由近向远挤按,通过掌背侧分骨垫挤压骨折碎块,矫正侧方移位,使尺桡骨骨间隙恢复正常。

3.其他类型的尺桡骨移位骨折

患者平卧,肩外展 70°,屈肘 90°,在臂丛神经阻滞麻醉下,选择下列手法整复。

近折端助手握持肘上部,远折端助手握大、小鱼际部,顺势对抗牵引 3~5 分钟,以矫正成角和重叠移位。然后,根据桡骨骨折近端的旋转移位方向,调整远端的牵引位置。桡骨骨折线位于上1/3者,因近折端旋后,将前臂置于旋后位牵引;桡骨骨折线位于中下 1/3 时,前臂置于中立位牵引。牵引力量应持续、稳定,不可忽紧忽松,摇摆晃动。然后,采用分骨、折顶、挤按及回旋等手法整复,注意矫正残余移位,断面紧密接触。

(二)固定方法

1.固定范围

掌、背侧夹板超腕关节固定,防止旋转移位。

2.固定器材

掌、背、尺、桡侧夹板共 4 块。分骨垫 2 块,成人长 6～7 cm,儿童长 4～5 cm,平垫 3～4 块,高低垫 2 块。

(三)固定要点

1.平垫

侧方移位按两点加压法放置;成角移位按三点加压法放置。

2.高低垫

高低垫用于骨折远近端有掌、背侧异向移位倾向时,按两点加压法放置。

3.分骨垫

分骨垫用于骨折有旋转移位,骨间隙变窄时。骨折线不在同一平面时,分骨垫放在两骨折线之间;骨折线在同一平面时,分骨垫的中点正对骨折线放置(图 3-26)。

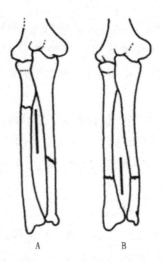

图 3-26 分骨垫放置方法

A.骨折线不同平面放置法;B.骨折线同平面放置法

(四)中立位托板

夹板固定后,肘关节屈曲 90°,伤肢置中立位托板上,悬吊胸前。

(五)固定时间

儿童固定 3～4 周,成人固定 6～7 周。

(六)药物治疗

按照用药原则进行辨证施治。

五、预防与调护

复位固定后早期应注意观察患肢血液循环及夹板松紧度,防止前臂缺血性肌挛缩的发生。复位后前 3 周,每周 X 线透视复查骨折对位情况 1 次,短斜形骨折容易发生再移位,需及时矫正。复位固定后,可作耸肩、旋肩、握拳锻炼。3～4 周可做小云手锻炼,5～6 周可做大云手锻炼。

第五节　桡骨下 1/3 骨折合并下桡尺关节脱位

桡骨下 1/3 骨折合并下桡尺关节脱位亦称盖氏(Galeazzi)骨折,多见于成人,儿童较少见。桡骨下1/3骨折极不稳定,整复固定较难,下桡尺关节脱位容易漏诊,造成不良后果。故对这种损伤应予足够重视。

一、病因、病机

(一)病因

1.直接暴力

机器绞轧或打击伤,造成桡骨下段骨折,远折端移位,引起下尺桡关节脱位,可合并尺骨下段骨折。

2.间接暴力

滑跌时手部着地引起。如前臂旋前,手掌着地,桡骨远折端多向背桡侧移位;前臂旋后,手背着地,桡骨远折端多向尺掌侧移位。儿童桡骨下段骨折时,可合并尺骨下端骨骺分离。

(二)骨折类型

1.儿童型

桡骨下段骨折,合并尺骨远端骨骺分离。

2.伸直型

骨折远端向背桡侧移位,骨折线多为横形、粉碎形或短斜形。

3.屈曲型

骨折远端向掌尺侧移位,骨折线多为螺旋形或长斜形。

4.特殊型

桡骨、尺骨下端骨折,合并下尺桡关节脱位,尺骨多有成角畸形。

(三)骨折特点

(1)再移位倾向力大,属不稳定性骨折。

(2)下尺桡关节脱位易漏诊,尤其是上下(远近)方向脱位,桡骨骨折重叠移位,提示有上下方向脱位。

二、临床表现

前臂肿胀、疼痛,骨折处向掌侧或背侧成角畸形,并有骨擦音。腕部肿胀、压痛,下尺桡关节松弛并有挤压痛。X线片可明确骨折类型及移位情况。摄X线片时必须包括腕关节,以观察有无下尺桡关节脱位及尺骨茎突骨折。下尺桡关节间隙>3 mm,或桡骨骨折重叠移位、尺骨茎突背侧移位者,均提示有下尺桡关节脱位。

三、诊断与鉴别诊断

(一)桡骨下段骨折

(1)患处成角或短缩畸形。

(2)患处肿胀及压痛。

(3)有骨擦音及前臂旋转功能障碍。

(4)X线片可提示骨折线走行及移位情况。

(二)下尺桡关节脱位

(1)尺骨头背侧突隆畸形。

(2)患腕肿胀疼痛,活动腕部可诱发疼痛。

(3)下尺桡关节压痛,向掌侧、桡侧按压时有松动感。

(4)X线片尺骨头向背侧移位,属背侧脱位。下尺桡关节间隙>3 mm,提示分离脱位。桡骨下段骨折重叠,提示远近方向脱位。

盖氏骨折应与桡骨干单骨折、桡骨远端骨折相鉴别。鉴别要点见桡骨干单骨折。

四、治疗

(一)治疗原则

(1)整复桡骨骨折为主。

(2)先整复桡骨尺桡侧移位,再整复掌背侧移位。

(3)整复失败者或者整复后位置再次移位者可行手术治疗。

(二)治疗方案

(1)儿童型:同桡骨远端骨折的整复和固定,固定时间3~4周。

(2)特殊型:先整复尺骨成角移位,再矫正桡骨移位、下尺桡关节脱位。

(3)伸直型、屈曲型:按下述整复固定治疗。

(三)外治法

1.整复方法

(1)牵引:患肘屈曲90°,前臂置中立位。近折端助手握住前臂近端,远折端助手分别握住患手大、小鱼际进行对抗牵引,重点牵引大鱼际。

(2)回旋:用于斜形或螺旋形骨折有背向移位者。在微牵引下,术者一手固定近折端,另一手使远折端向尺侧或桡侧回旋,矫正背向移位。

(3)挤按:用于横形骨折,远折端向尺侧或桡侧移位者。术者双拇指分别挤按骨折远近端,矫正尺桡侧侧方移位,使骨折成为单纯的掌背重叠或侧方移位。

(4)折顶:用于横形骨折掌背侧重叠或侧方移位时,术者双手拇指与其余四指分别置于骨折远近端掌背侧,先加大成角,至重叠消除后,再反折顶按,矫正掌背侧侧方移位。

(5)合挤:在患腕尺桡两侧向中心合挤,矫正下尺桡关节分离移位。随骨折移位整复,关节其他方向脱位多能自行矫正。

2.固定方法

(1)位置:伸直型固定在旋前位;屈曲型固定在旋后位,患腕固定在尺偏位。

(2)夹板:同尺桡骨干双骨折夹板。

(3)压垫:骨折远近端掌背侧可放置平垫。下尺桡关节处放置1.5 cm宽、8 cm长的合骨垫。

(4)要点:同尺桡骨干双骨折。需尺偏位固定时,桡侧板超过腕关节,尺侧板不超过腕关节。

(四)内治法

根据骨折三期用药原则进行辨证施治。

五、预防与调护

骨折复位固定后,患手即可进行伸指和握拳功能锻炼。早期应限制前臂的旋转活动,防止引起骨折再移位。

第六节　尺骨上1/3骨折合并桡骨头脱位

尺骨上1/3骨折合并桡骨头脱位又称孟氏(Monteggia)骨折,是指半月切迹以下的尺骨上1/3骨折,伴桡骨头肱桡关节、上尺桡关节脱位。这种骨折可发生于各种年龄,但以儿童多见。桡神经在桡骨头附近分为深浅两支,深支穿旋后肌走行于前臂背侧,浅支伴桡动脉走行于掌桡侧。脱位的桡骨头可牵拉桡神经造成损伤。

一、病因、病机

直接暴力或间接暴力均可造成尺骨上1/3骨折伴桡骨头脱位,但以间接暴力多见。幼儿发生孟氏骨折时,可以仅见尺骨上1/3骨折而无桡骨头脱位,似乎更支持先骨折后脱位的观点。间接或直接暴力致伤时,先造成尺骨上1/3骨折,残余暴力的牵拉,可引起环状韧带撕裂和桡骨头脱位。根据暴力的性质及受伤时肘关节位置的不同,可引起伸直型、屈曲型、内收型、特殊型等骨折。

(一)骨折类型

1.伸直型

伸直型多见于儿童。肘关节伸直和过伸位跌倒,前臂旋后,掌心触地,身体重力自肱骨传向下方,地面反作用力通过掌心传向上方,造成尺骨斜形骨折。残余暴力转移至桡骨上端,迫使桡骨头冲破环状韧带,向前外方脱位。骨折断端向掌桡侧成角。如外力直接打击尺骨背侧,亦可造成伸直型骨折,此时骨折线为横形或粉碎形。

2.屈曲型

屈曲型多见于成人。肘关节屈曲,前臂旋前位跌倒,掌心触地,躯干重力通过肱骨传向后下方,地面反作用力由掌心向上传,在尺骨较高部位发生骨折。骨折线呈横形或短斜形,桡骨头由于肘关节屈曲及向后传达的残余暴力作用,使其向后外方脱位。骨折向背、桡侧成角。

3.内收型

内收型常见于幼儿。上肢在内收位向前跌倒,暴力自肘内方推向外方,在尺骨喙突部发生横形骨折,或纵行劈裂骨折。虽然骨折移位少,但多有向桡侧成角,桡骨头向外侧脱位。

4.特殊型

特殊型较少见,为机器绞轧或重物撞击所引起,先造成尺骨、桡骨干中上1/3骨折,再引发桡骨头向掌侧脱位(图3-27)。

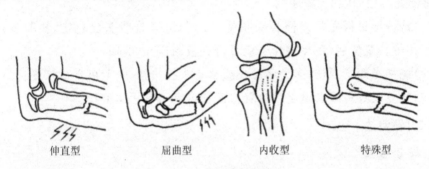

伸直型　　　　　屈曲型　　　　　内收型　　　　　特殊型

图 3-27　孟氏骨折类型

(二)骨折特点

尺骨骨折多有成角,桡骨头脱位方向与骨折成角方向一致,伸直型骨折较多见,屈曲型骨折畸形难矫正,儿童多为伸直型或内收型骨折,内收型骨折易合并桡神经深支损伤。

二、临床表现

伤后肘部及前臂肿胀、疼痛,前臂旋转功能及肘关节伸屈功能障碍。移位明显者,可见尺骨成角畸形。肘部可摸到脱出的桡骨头,在骨折和脱位处可查得压痛。被动旋转前臂时有锐痛,并可引出骨擦音及假关节活动。检查时应注意腕部和手指的感觉及运动功能,以便确定有无合并桡神经损伤。X线片正、侧位检查可以明确骨折类型及移位情况。X线片应包括肘、腕关节,以便发现有无合并下尺桡关节脱位。

三、诊断与鉴别诊断

肘部或前臂外伤史,前臂及肘部疼痛、肿胀、功能障碍,骨折处和脱位处可查得压痛,尺骨骨折处畸形,可查得骨擦音或假关节活动。X线片显示尺骨上 1/3 骨折合并桡骨头脱位。儿童内收型骨折应与尺骨鹰嘴骨折相鉴别。因桡骨头脱位可自动还纳,故一旦发现尺骨上 1/3 骨折,便可视作孟氏骨折。

四、治疗

(一)治疗方案及原则

(1)伸直型、屈曲型骨折先整复桡骨头脱位,再整复尺骨骨折,复位后小夹板固定 4～6 周。

(2)内收型骨折先矫正尺骨向桡侧的成角,再矫正桡骨头脱位。复位后屈肘 90°,前臂旋后位固定 3～4 周。

(3)特殊型骨折先整复桡骨头脱位。2 周后,至桡骨头已稳定,再整复尺桡骨骨折移位。复位后,用尺桡骨干双骨折夹板固定 5～6 周。

(4)桡神经深支损伤,多为牵拉伤或桡骨头挫击伤,一般可自行恢复。

(5)整复失败者或者整复后位置再次移位者可行手术治疗。

(二)外治法

1.整复方法

(1)伸直型:患者仰卧位或坐位,肩略外展,肘关节伸直,前臂中立位。近折端助手握持上臂下段,远折端助手握持腕部,行拔伸牵引 2～3 分钟,矫正重叠移位。术者双手拇指置于桡骨头桡侧和掌侧,向尺侧、背侧推挤,同时嘱牵引远端的助手徐徐将肘关节屈曲至 90°,使桡骨头复位。尺骨的重叠移位,向掌侧、桡侧的成角移位也可得到矫正。如尺骨仍有残余移位,嘱近折端助手固定住桡骨头,防止再脱位,然后术者捏住骨折断端进行分骨,并加大骨折处向掌侧的成角,再向背侧按压,使尺骨复位。亦可术者紧捏尺骨骨折断端,远折端助手在牵引下小幅度反复旋转前臂,并慢慢屈曲肘关节至 120°,利用桡骨的支撑作用使尺骨复位。

(2)屈曲型:患者仰卧,肩外展 70°,肘关节半伸屈位。近折端助手握持上臂下段,远折端助手握持腕部,持续牵引 2～3 分钟,矫正重叠移位。术者双拇指置于桡骨头的背侧和桡侧,向掌侧、尺侧推挤,使桡骨头复位。然后术者两手分别捏住尺骨骨折的远近骨折端进行分骨,并将远折端向掌侧挤按,使尺骨复位。

（3）内收型：采用拳击法整复。患肘屈曲，前臂置中立位，肘部尺侧垫棉垫。近折端助手握持上臂下段，远折端助手握持腕部，微用力牵引。术者扪准桡骨头后，拳击桡骨头桡侧2～3次，利用桡骨挤压尺骨的角顶，矫正尺骨向桡侧的成角。尺骨向桡侧的成角畸形消除，桡骨头便能顺利复位。

（4）特殊型：患者仰卧，肩外展70°，肘关节伸直或半伸直位。近折端助手握持上臂下段，远折端助手握持腕部，持续牵引3～5分钟，矫正重叠移位。术者双拇指置于桡骨头掌侧，向背侧推挤，使桡骨头复位。然后使肘关节屈曲至90°，前臂旋后，术者用分骨、成角反折、提按手法整复尺骨移位。如仍有少许残余移位，可在桡骨头稳定后再矫正。

2.固定方法

（1）压垫放置：以尺骨骨折平面为中心，于前臂的掌侧与背侧各置一分骨垫。平垫放置于伸直型骨折的掌侧，屈曲型骨折的背侧及尺骨内侧的上、下端。葫芦垫放置于伸直型和特殊型骨折的前外侧，屈曲型骨折的后侧及内收型骨折的外侧，用胶布固定。然后放置长度适宜的夹板，用4道布带扎缚。

（2）固定位置：伸直型、内收型和特殊型骨折固定于肘关节极度屈曲位2～3周，待骨折稳定后，改为肘关节屈曲90°位固定2周。屈曲型骨折固定于肘关节伸直位2～3周后，改为肘关节屈曲90°位固定2周。

（三）内治法

早期疼痛肿胀严重者，可内服桃红四物汤或局部外用云南白药喷雾剂，以活血化瘀，消肿止痛。解除夹板后，患肢功能障碍者，可用活血化瘀、舒筋活络中药熏洗患肢。

五、预防与调护

骨折固定后，应抬高患肢，并注意观察伤肢血液循环情况。早期，可做腕、手指的伸屈活动，3周后可行前臂的旋转活动及肘关节的屈伸活动。

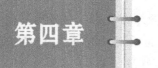

第四章　下肢损伤

第一节　股骨头骨折

股骨头骨折是指股骨头或其软骨失去完整性或连续性,多见于成人髋关节后脱位。儿童股骨头骨折罕有发生,可能与儿童股骨头的坚韧性有关。

一、诊断

(一)病史

股骨头骨折多同时伴髋关节后脱位发生,Pipkin 认为髋关节屈曲约 60°时,大腿和髋关节处于非自然的内收或外展位,强大暴力沿股骨干轴心向上传导,迫使股骨头向坚硬的髋臼后上方移位,股骨头滑至髋臼后上缘时,股骨头被切割导致股骨头骨折合并髋关节后脱位。髋关节前脱位时罕有发生股骨头骨折。

(二)症状和体征

伤后患髋疼痛,主动活动丧失,被动活动时引起剧痛。患髋疼痛,呈屈曲、内收、内旋及缩短畸形;大转子向后上方移位,或于臀部触及隆起的股骨头;股骨颈骨折时下肢短缩,且有浮动感。髋关节主动屈、伸功能丧失,被动活动时髋部疼痛加重。髋关节正侧位 X 线片可证实诊断。

(三)辅助检查

X 线检查显示髋关节脱位及骨折,股骨头脱离髋臼、部分移位或完全脱位。部分移位指髋臼内嵌塞股骨头骨折片,头-臼间距加大或股骨头上移。有时合并髋臼后缘、后壁、后壁后柱骨折,X 线片均可显示,需行 CT 检查以明确诊断。

二、分型

Pipkin 将 Thampson 和 Epstein 的髋关节后脱位第 5 型伴有股骨头骨折者,

再分为 4 型,为 Pipkin 股骨头骨折分型。

(一) Ⅰ型

髋关节后脱位伴股骨头在圆韧带窝远侧的不全骨折。

(二) Ⅱ型

髋关节后脱位伴股骨头在圆韧带窝近侧的骨折。

(三) Ⅲ型

Ⅰ或Ⅱ型骨折伴股骨颈骨折。

(四) Ⅳ型

Ⅰ、Ⅱ或Ⅲ型骨折,伴髋臼骨折。

这种分型既考虑到股骨头骨折的特点,又照顾到髋关节脱位、髋臼骨折的伴发损伤,对诊断、治疗和预后是有重要意义的。

临床中最多的是 Pipkin Ⅰ型,其他各型依序减少,以Ⅳ型最少。

三、治疗

本类损伤应及时、准确地施行髋关节脱位复位术,对 Pipkin Ⅰ型、Ⅱ型股骨头骨折先试行髋关节复位,如股骨头复位后,股骨头骨折片达到解剖复位,则宜行非手术治疗。如股骨头虽然复位,而股骨头骨折片复位不满意,一块或多块骨片嵌塞于头-臼之间,则是手术切开复位的指征。无论采用何种治疗,切不可忽视患者其他部位的损伤,如颅脑、腹腔内脏和胸腔内脏损伤及其出血、感染。应待这些损伤稳定后,再考虑患髋的手术治疗。抢救休克同时进行复位是明智的选择。

(一) 非手术治疗

闭合复位牵引法。

1.适应证

Pipkin Ⅰ型、Ⅱ型。并应考虑如下条件:股骨头脱位整复后其中心应在髋臼内;股骨头与骨折片对合满意;股骨头骨片的形状;头-臼和骨片之间的复位稳定状况。

2.操作方法

同髋关节后脱位,如骨折片在髋臼内无旋转,股骨头复位后往往能和骨折片很好对合,再拍片后如已证实复位良好,则应采用胫骨结节部骨牵引,维持患肢外展 30°位置牵引 6 周,待骨折愈合后再负重行走。

(二)手术治疗

1.切开复位内固定或骨折片切除术

(1)适应证:年轻的患者,股骨头虽然复位,而股骨头骨折片复位不满意,一块或多块骨折片嵌塞于头-臼之间。

(2)操作方法:手术多用前方或外侧切口,以利骨折片的固定及切除。采用可吸收钉、螺钉、钢丝等内固定材料将骨折片固定,钉尾要深入到软骨下,钢丝缝合后于大转子下固定或皮外固定,穿引容易,拆除简单。如骨折片甚小,不及股骨头周径 1/4 且不在负重区,可将骨折片切除。

2.关节成形术、人工股骨头置换术或人工全髋关节置换术

(1)适应证:Pipkin III 型、IV 型,年老的患者,陈旧性病例,或髋关节本来就有病损,如骨性关节炎、其他软骨或软骨下骨疾病的患者,应依据骨折的类型和髋臼骨折范围及其移位等情况,选择关节成形术、人工股骨头置换术或人工全髋关节置换术。

(2)操作方法:同股骨颈骨折人工髋关节置换术。

(三)药物治疗

1.中药治疗

按"伤科三期"辨证用药。早期瘀肿,疼痛较剧,宜活血化瘀,消肿止痛,用桃红四物汤加减或三七接骨丸;中期痛减肿消,宜通经活络,活血养血,用活血灵汤或舒筋活血汤;后期宜补肝肾,壮筋骨,用特制接骨丸。局部及远端肢体虚肿宜益气通络活血,用加味益气丸。肌肉消瘦、发硬,功能障碍者,宜养血通络利关节,用养血止痛丸。

2.西药治疗

如手术治疗,术前半小时预防性应用抗生素,术后一般应用 3 天,如合并其他内科疾病应给予对症药物治疗。

(四)康复治疗

功能锻炼(主动、被动)包括以下两方面。

(1)复位固定后即行股四头肌舒缩及膝、踝关节的功能活动。

(2)两周后扶双拐下床不负重活动,注意保持外展位。Pipkin III 型、IV 型骨折可适当延缓下床活动时间。8 周后可扶双拐轻负重活动,半年后视病情扶单拐轻负重行走,1 年后弃拐进行功能锻炼,并注意定期复查。

股骨头骨折治疗的主要问题是防止骨折不愈合、股骨头缺血性坏死及创伤

性骨关节炎,所以中后期的药物治疗、功能锻炼及定期复查尤为重要。一旦出现股骨头缺血性坏死征象,即应延缓负重及活动时间。

第二节 股骨颈骨折

股骨颈骨折是指由股骨头下至股骨颈基底部之间的骨折。多发生于老年人,此症临床治疗存在的主要问题是骨折不愈合及股骨头缺血性坏死。

一、诊断

(一)病史

股骨颈骨折多见于老年人,亦可见于儿童及青壮年,女性略多于男性。老年人因骨质疏松、股骨颈脆弱、即使轻微外伤如平地滑倒,大转子部着地或患肢突然扭转,都可引起骨折。青壮年骨折少见,若发生骨折必因遭受强大暴力如车祸、高处跌下等,常合并他处骨折,甚至内脏损伤。

(二)症状和体征

伤后患髋疼痛,多不能站立或行走,移位型股骨颈骨折症状明显,髋部疼痛,活动受限,患髋内收,轻度屈曲,下肢外旋、短缩。大转子上移并有叩击痛,股三角区压痛,患肢功能障碍,拒触、动;叩跟试验阳性,骨传导音减弱。

嵌插型骨折和疲劳骨折,临床症状不明显,患肢无畸形,有时患者尚可步行或骑车,易被认为软组织损伤而误诊,如仔细检查可发现髋关节活动范围减少。对老年人伤后主诉髋部疼痛或膝部疼痛时,应详细检查并拍摄髋关节正侧位片,以排除骨折。

(三)特殊检查

Nelaton 线、Bryant 三角、Schoemaker 线等均为阳性,Kaplan 交点偏向健侧脐下。

(四)辅助检查

X 线检查可明确骨折部位、类型和移位情况。应注意的是某些线状无移位的骨折在伤后立即拍摄的 X 线片可能不显示骨折,2～3 周后再次进行 X 线检查,因骨折部发生骨质吸收,如确有骨折则骨折线可清楚显示。因而临床怀疑骨折者,可申请 CT 检查或卧床休息两周后再拍片复查,以明确诊断。

二、分型

按骨折错位程度分为以下几型(Garden 分型)。

(一)Ⅰ型

不完全骨折。

(二)Ⅱ型

完全骨折,但无错位。

(三)Ⅲ型

骨折部分错位,股骨头向内旋转移位,颈干角变小。

(四)Ⅳ型

骨折完全错位,骨折端分离,近折端可产生旋转,远折端多向后、向上移位。

三、治疗

应按骨折的时间、类型、患者的年龄和全身情况等决定治疗方案。

(一)非手术治疗

(1)手法复位。①适应证:GardenⅡ、Ⅳ型骨折。②操作方法:新鲜移位型股骨颈骨折,可由两助手分别相向顺势拔伸牵引,然后内旋外展伤肢复位;或屈髋屈膝拔伸牵引,然后内旋外展伸直伤肢进行复位;或过度屈髋、屈膝、拔伸牵引内旋外展伸直伤肢复位。

(2)皮肤牵引术。对合并有全身性疾病,不宜施行侵入方式治疗固定的股骨颈骨折,若无移位则可行皮肤牵引并"丁"字鞋保持下肢外展足部中立位牵引固定。

(3)较小儿童选用细克氏针固定骨折,较大儿童可用空心螺钉固定。

(二)手术治疗

1.空心加压螺钉经皮内固定术

(1)适应证:GardenⅠ型、Ⅱ型骨折。

(2)操作方法:新鲜无移位股骨颈骨折可在 G 形或 C 形臂 X 线机透视下直接行 2～3 枚空心螺钉内固定。先由助手牵引并扶持伤肢轻度外展内旋,铺巾、常规皮肤消毒、局麻,于股骨大转子下 1 cm 及 3 cm 处经皮做 2～3 个长约 1 cm 的切口,沿股骨颈方向钻入 2～3 枚导针经折端至股骨头内,正轴位透视见骨折无明显移位,导针位置良好,选择长短合适的2～3枚空心加压螺钉套入导针钻入股骨头至软骨面下5 mm处,退出导针,再次正轴位透视见骨折复位及空心加压螺钉位置良好,固定稳定,小切口缝1针,无菌包扎,将患肢置于外展中立位。1周后可下床不负重进行功能锻炼。

2.空心加压螺钉内固定术

(1)适应证:闭合复位失败或复位不良的各种移位型骨折。

(2)操作方法:取髋外侧切口,显露骨折端使骨折达到解剖复位或轻微过度复位,空心加压螺钉内固定术同上述。

3.滑移式钉板内固定术

(1)适应证:股骨颈基底部骨折闭合复位失败者或股骨上端外侧皮质粉碎者。

(2)操作方法:取髋外侧切口,加压髋螺钉应沿股骨颈中轴线或偏下置入,侧方钢板螺钉应在3枚以上,为防止股骨颈骨折旋转畸形,可附加1枚螺钉通过股骨颈固定至股骨头内。

4.内固定并植骨术

(1)适应证:陈旧性股骨颈骨折不愈合,或兼有股骨头缺血性坏死但无明显变形者,或青壮年股骨颈骨折移位明显者。

(2)操作方法:可先行股骨髁上牵引,待骨折端牵开后,行手法复位空心加压螺钉经皮内固定术(亦可手术时再行复位内固定),再视病情行带旋髂深动脉蒂、缝匠肌蒂的髂骨瓣或带股方肌蒂骨瓣等转位移植术。

5.截骨术

(1)适应证:陈旧性股骨颈骨折不愈合或畸形愈合,可采用截骨术以改善功能。

(2)操作方法:股骨转子间内移截骨术(麦氏截骨术)、孟氏截骨术、股骨转子下外展截骨术、贝氏手术等。但必须严格掌握适应证,权衡考虑。

6.人工髋关节置换术

(1)适应证:主要适用于60岁以上的陈旧性股骨颈骨折不愈合,内固定失败骨折移位显著不能得到满意复位和稳定内固定者,有精神疾病或精神损伤者及股骨头缺血性坏死等均可行人工髋关节置换术。

(2)操作方法:全身麻醉或硬膜外阻滞麻醉。手术入路可采用髋部前外侧入路(S-P入路)、外侧入路、后外侧入路等,根据手术入路不同采用相应的体位。对老年患者应时刻把保护生命放在第一位,要细心观察,防治合并症及并发症。

第三节　股骨转子间骨折

股骨转子间骨折又称股骨粗隆间骨折,系指由股骨颈基底至小转子水平以上部位所发生的骨折,是老年人常见的损伤,约占全身骨折的 3.57%,患者年龄较股骨颈骨折患者高 5～6 岁,青少年极罕见。男多于女,约为 1.5∶1。由于股骨转子部的结构主要是骨松质,周围有丰富的肌肉包绕,局部血运丰富,骨的营养较股骨头优越得多。解剖学上的有利因素为股骨转子间骨折的治疗创造了有利条件。因此,股骨转子间骨折多可通过非手术治疗而获得骨性愈合。骨折不愈合及股骨头缺血性坏死很少发生,故其预后较股骨颈骨折为佳。临床上大多数患者可通过手术治疗获得良好的预后。但整复不良或负重过早常会造成畸形愈合,较常见的后遗症为髋内翻,还可出现下肢外旋、短缩畸形。另外长期卧床易出现压疮、尿路感染、坠积性肺炎等并发症。

一、病因病理与分类

(一)病因病理损伤原因及机制

股骨转子间骨折与股骨颈骨折相似,多发生于老年人,属关节囊外骨折。因该处骨质疏松,老年人内分泌失调,骨质脆弱,遭受轻微的外力如下肢突然扭转或转子部遭受直接暴力冲击,均可造成骨折,骨折多为粉碎性。

(二)骨折分类

根据骨折部位、骨折线的形状及方向将股骨转子间骨折分为顺转子间骨折、逆转子间骨折。

1.顺转子间骨折

骨折线自大转子顶点的上方或稍下方开始,斜向内下方走行,到达小转子上方或稍下方。骨折线走向大致与转子间线或转子间嵴平行。依暴力方向及程度,小转子可保持完整或成为游离骨片。由于向前成角和内翻应力的复合挤压,可使小转子成为游离骨片而并非髂腰肌收缩牵拉造成。即使小转子成为游离骨片,股骨上端内侧的骨支柱仍保持完整,支撑作用仍较好,移位一般不多,髋内翻不严重。远端则可因下肢重量及股部外旋肌作用而外旋。若暴力较大,骨质过于脆弱,可致骨折片粉碎。此时,小转子变成游离骨片,大转子及内侧支柱亦破碎,成为粉碎性。远端明显上升,髋内翻明显,患肢外旋。其中顺转子间骨折中Ⅰ型和Ⅱ型属稳定性骨折,其他为不稳定性骨折,易发生髋内翻畸形。

按 Evan 标准分为 4 型。①Ⅰ型:顺转子间骨折,无骨折移位,为稳定性骨折。②Ⅱ型:骨折线至小转子上缘,该处骨皮质可压陷或否,骨折移位呈内翻位。③ⅢA 型:小转子骨折变为游离骨片,转子间骨折移位,内翻畸形。④ⅢB 型:转子间骨折加大转子骨折,成为单独骨块。⑤Ⅳ型:除转子间骨折外,大小转子各成为单独骨块,亦可为粉碎性骨折。

2.逆转子间骨折

骨折线自大转子下方,斜向内上方走行,到达小转子上方。骨折线的走向大致与转子间嵴或转子间线垂直,与转子间移位截骨术的方向基本相同。小转子可能成为游离骨片。骨折移位时,近端因外展肌和外旋肌群收缩而外展、外旋移位,远端因内收肌、髂腰肌牵引而向内、向上移位。

根据骨折后的稳定程度 AO 的 Mtiller 分类法将转子间骨折分为 3 种类型。①A1 型:是简单的两部分骨折,内侧骨皮质仍有良好的支撑。②A2 型:是粉碎性骨折,内侧和后方骨皮质在数个平面上破裂,但外侧骨皮质保持完好。③A3 型:是逆转子间骨折,外侧骨皮质也有破裂。

二、临床表现与诊断

患者多为老年人,青壮年少见,儿童更为罕见。患者有明确的外伤史,如突然扭转、跌倒臀部着地等。伤后髋部疼痛,拒绝活动患肢,患者不能站立和行走,局部可出现肿胀、皮下瘀斑。骨折移位明显者,下肢可出现短缩畸形,髋关节短缩、内收、外旋畸形明显,检查可见患侧大转子上移。无移位骨折或嵌插骨折,虽然上述症状较轻,但大转子叩击和纵向叩击足跟部可引起髋部剧烈疼痛。一般说来,股骨转子间骨折和股骨颈骨折的受伤姿势、临床表现及全身并发症大致相同。因转子间骨折局部血运丰富,所以一般较股骨颈骨折肿胀明显,前者压痛点在大转子部位,愈合较容易且常遗留髋内翻畸形。后者压痛点在腹股沟韧带中点下方,囊内骨折愈合较难。髋关节正侧位 X 线片可以明确骨折类型和移位情况,并有助于与股骨颈骨折相鉴别,对骨折的治疗起着指导作用。

骨折后,患者常出现神色憔悴,面色苍白,倦怠懒言,胃纳呆减诸症。津液亏损、气血虚弱者还可见舌质淡白,脉细弱诸候。中气不足,无水行舟,可出现大便秘结。长期卧床还可出现压疮、尿路感染、结石、坠积性肺炎等并发症。老年患者感染发热,有时体温不一定很高,可仅出现低热,临床宜加警惕。

三、治疗

股骨转子间骨折的治疗方法很多,效果不一。股骨转子间骨折的治疗目的是防止髋内翻畸形,降低死亡率。国外报道,转子间骨折的死亡率,在 10%～20%。常见的死亡原因有支气管肺炎、心力衰竭、脑血管意外及肺梗死等。具体选择何种治疗方法,应根据患者的年龄、骨折的时间、类型及全身情况,还要充分考虑患者及家属的意见、对日后功能的要求、经济承受能力、医疗条件及医师的手术技术和治疗经验等,进行综合分析后采取切实可行的治疗措施。在积极地进行骨折局部治疗的同时,还应注意防治患者伤前病变或治疗过程中可能发生的危及生命的并发症,如压疮、尿路感染、坠积性肺炎等。争取做到既保证生命安全,又能使患者肢体的功能获得满意的恢复。

(一)非手术治疗

1.无移位股骨转子间骨折

此类骨折无需复位,可让患者卧床休息。在卧床期间,为了防止骨折移位,患肢要保持外展 30°～40°,稍内旋或中立位固定,并避免外旋。为了防止外旋,患足可穿"丁"字鞋;也可用外展长木板固定(上至腋下 7～8 肋间,下至足底水平),附在伤肢外侧绷带包扎固定或用前后石膏托固定,保持患肢外展 30°中立位。固定期间最好卧于带漏洞的木板床上,以便大小便时,不必移动患者;臀部垫气圈或泡沫海绵垫,保持床上清洁、干燥,以防骶尾部受压,形成压疮;如需要翻身时,应保持患肢体位,防止下肢旋转致骨折移位。应加强全身锻炼,进行深呼吸、叩击后背咳嗽排痰,以防坠积性肺炎的发生;同时应积极进行患肢股四头肌舒缩锻炼、踝关节和足趾屈伸活动,以防止肌肉萎缩和关节僵直的发生。骨折固定时间为 8～12 周。骨折固定 6 周后,可行 X 线片检查,观察骨生长情况,骨痂生长良好,可扶双拐保护下不负重下地行走;若骨已愈合,可解除固定;若未完全愈合,可继续固定 3～5 周,直至 X 线片检查至骨折坚固愈合。如果骨折无移位,并已连接,可扶拐下地活动,至弃拐负重行走约需半年或更长时间。

2.牵引疗法

牵引疗法适用于所有类型的转子间骨折。由于死亡率和髋内翻发生率较高,国外已很少采用,但在国内仍为常用的治疗方法。具体治疗应根据患者的骨折类型,全身情况及是否耐受长时间的牵引和卧床。一般选用 Russell 牵引,可用股骨髁上穿针或胫骨结节穿针,肢体安置在托马式架或勃朗架上。对不稳定骨折牵引时注意牵引重量要足够,约占体重的 1/7,否则不足以克服髋内翻畸形;持续牵引过程中,髋内翻纠正后也不可减重太多,以防止髋内翻的再发;另外牵引应维持足够的时间,一般 8～12 周,对不稳定者,可适当延长牵引时间。待骨痂良好生长,骨折处稳定后,练习膝关节功能,嘱患者离床,在外展夹板保护下扶双拐不负重行走,直到 X 线片显示骨折愈合,再开始患肢负重。骨折愈合坚实后去除牵引,才有可能防止髋内翻的再发。牵引期间应加强护理,防止发生坠积性肺炎及压疮等并发症。据报道,股骨转子间骨折牵引治疗,髋内翻发生率可达到40%～50%。

3.闭合穿针内固定

闭合穿针内固定适用于无移位或轻度移位的骨折。采用局部麻醉,在 C 形臂 X 线透视下,对移位骨折,先进行复位,于转子下 2.5 cm 处经皮以斯氏针打入股骨颈,针的顶端在股骨头软骨下 0.5 cm 处,一般用 3 枚或多枚固定针,最下面固定针须经过股骨矩,至股骨颈压力骨小梁中。固定针应呈等边三角形或菱形在骨内分布,使固定更坚强。固定完成后,针尾预弯埋于皮下。在 C 形臂 X 线透视下行髋关节轻微屈曲活动,观察断端有无活动。术后患肢足部穿"丁"字鞋,保持外展 30°中立位。术后患者卧床 3 天后可坐起,固定 8～12 周后,行 X 线片检查,若骨折愈合,可扶双拐不负重行走,练习膝关节功能。

近年来越来越多的人主张在条件许可的情况下,为了防止骨折再移位,避免长期卧床与牵引,早期使用经皮空心钉内固定。但也不能一概而论,应视具体情况而定,因内固定本身是一种创伤,且还需再次手术取出。

(二)手术治疗

手术治疗的目的是要达到骨折端坚固和稳定的固定。骨折的坚固内固定和患者的早期活动被认为是标准的治疗方法。所以治疗前首先应通过 X 线片来分析骨折的稳定情况及复位后能否恢复内侧和后侧皮质骨的完整性。同时应了解患者的骨骼情况,选择合适的内固定器械,达到骨折端坚固和稳定固定的目的。转子间骨折常用的内固定物有两大类:带侧板的髋滑动加压钉和髓内固定系统。如 Jewett 钉、DHS 或 Richard 钉、Gamma 钉、Ender 钉、Kirintscher 钉等。

1.滑动加压髋螺钉内固定系统

滑动加压髋螺钉系统在 20 世纪 70 年代开始应用于一些转子间骨折的加压固定。此类装置由固定钉与一带柄的套筒两部分组成,固定钉可在套筒内滑动,以保持骨折端的紧密接触并得到良好稳定的固定。术后早期负重可使骨折端更紧密的嵌插,有利于骨折得以正常愈合。对稳定性骨折,解剖复位者,用 130°钉板;对不稳定性骨折,外翻复位者,用 150°钉板。常用的有带侧板的髋滑动加压钉固定。在 Richard 加压髋螺钉操作时,应首先选择进针点于转子下 2 cm 处,一般在小转子尖水平进入,于股骨外侧皮质中线放置合适的角度固定导向器,打入3.2 mm螺纹导针至股骨头下 0.5~1 cm,C 形臂 X 线正侧位透视检查,确认导针位于股骨颈中心且平行于股骨颈,并与软骨下骨的交叉点上。测量螺钉长度后,沿导针方向行股骨扩孔、攻丝,拧入拉力螺钉,将远端的套筒钢板插入滑动加压螺钉钉尾,然后以螺钉固定远端钢板。固定完毕后行髋关节屈伸、旋转活动,检查固定牢固,逐层缝合切口。术后患者卧床 3 天后可坐起,2 周后可在床上或扶拐不负重行膝关节功能锻炼。固定 8~12 周后,行 X 线片检查,若骨折愈合良好,可除拐负重行走,进行髋、膝关节功能锻炼。

2.髓内针固定系统

髓内针固定在理论上讲与切开复位比较有以下优点:手术操作范围小,骨折端无须暴露,手术时间短,出血量少。目前有两种髓内针固定系统用于转子间骨折的固定,即髁-头针和头-髓针。

(1)头-髓针固定:包括 Gamma 钉、髋髓内钉、Russell-Taylor 重建钉等。Gamma 钉即带锁髓内钉。在股骨颈处斜穿 1 枚粗螺纹钉,并带有滑动槽。该钉从生物力学角度出发,穿过髓腔与侧钢板不同,它的力臂较侧钢板短,因此在转子内侧能承受较大的应力,以达到早期复位的目的。术中应显露骨折部和大转子顶点的梨状肌窝,以开口器在梨状肌窝开孔并扩大髓腔,将髓内棒插入股骨髓腔,在股骨外侧骨皮质钻孔,以髓内棒颈螺钉固定至股骨头下,使骨折近端加压,然后固定远端螺钉,其远端横穿螺钉,能较好地防止旋转移位。适用于逆转子间骨折或转子下骨折。

(2)髁-头针固定:如 Kirintscher、Ender 和 Harris 钉。Ender 钉的髓内固定方法,20 世纪70 年代在美国广泛应用。Ender 钉即多根细髓内钉,该钉具有一定的弹性和弧度,自内收肌结节上方进入,在 C 形臂 X 线透视检查下,将钉送在股骨头关节软骨下 0.5 cm 处,通过旋转改变钉的位置,使各钉在股骨头内分散,由于钉在股骨头颈部的走行方向与抗张力骨小梁一致,从而抵消了造成内翻的应力,3~5 枚钉在股骨头内分散,有利于控制旋转。原则上,除非髓腔特别窄,转子间骨折患者最少应打入 3~4 枚 Ender 钉;对于不稳定的转子间骨折且髓腔特别宽大时,可打入 4~5 枚使之尽可能充满髓腔。优点:①手术时间短,创伤小,出血量少;②患者术后几天内可恢复行走状态;③骨折部位和进针点感染机会少;④迟缓愈合和不愈合少。主要缺点:控制旋转不绝对可靠,膝部针尾外露过长或向外滑动,可引起疼痛和活动受限。

3.加压螺钉内固定

加压螺钉内固定适用于顺转子间移位骨折。往往在临床应用中需采用长松质骨螺钉固定,以控制断端的旋转。术后患肢必须行长腿石膏固定,保持外展30°中立位,以防骨折移位,造成髋关节内翻。待骨折完全愈合后,才可负重进行功能锻炼。固定期间应行股四头肌舒缩锻炼,防止肌肉萎缩,有利于关节功能恢复。现此种方法在临床上已应用很少。

4.人工关节置换术

股骨转子间骨折的人工关节置换在临床上并未广泛应用。术前根据检查的结果对患者心、脑、肺、肝、肾等重要器官的功能进行评估,做好疾病的宣教,向患者和家属说明疾病治疗方法的选择,手术的目的、必要性、大致过程及预后情况,对高危人群应说明有多种并发症出现的可能及其后果,伤前病变术前治疗的必要性和重要性,使患者主动地配合治疗。在老年不稳性转子间骨折,同时存在骨质疏松时,可考虑行人工关节置换术。但对运动要求不高且预计寿命不长的老年患者,这一手术没有必要。而对转子间骨折不愈合或固定失败的患者是一种有效的方法。在严格选择适应证的情况下,对部分股骨转子间骨折患者行骨水泥人工股骨头置换术,取得了良好的效果,使老年患者更早、更快地恢复行走功能,减少了并发症的发生。

(三)围术期的处理

股骨转子间骨折与股骨颈骨折都多见于老年人,且年龄更大。治疗方法多以手术为主,做好围术期的处理,积极治疗伤前病变,提高手术的安全性,注重术后处理以减少并发症,在本病的治疗中占有十分重要的位置。

(四)中药治疗

股骨转子间骨折多发生于老年人,应时时把保全生命放在第一位,要细心观察,既要看到局部病变,更应细察全身的整体情况,把防止并发症的发生放在重要的位置。运用中药治疗,正确处理扶正与祛邪的关系,以维持机体的动态平衡,下面介绍股骨转子间骨折临床上常见的几种证型的辨证用药。

1.瘀阻经脉证

损伤早期或手术后,血脉受损,淤血滞留于经脉,使经脉受阻,导致患肢局部肿胀,疼痛、压痛明显,腿部肌肉有紧张感。舌质暗红,苔薄,脉弦涩。治宜活血通脉法,利水消肿,方用桃红四物汤加云苓、泽泻、田七、三七、丹参、乳香、没药、枳壳、牛膝等。中成药可选用复方丹参片、三七片、三七胶囊等。临床上常在髋关节术后常规给予丹参注射液 10～30 mL 静脉滴注 1 周左右,用于肢体肿胀的消退和下肢深静脉血栓形成的防治。

2.气虚血瘀证

老年人素体虚弱,骨折后,症见精神萎靡,面色无华,头晕目眩,四肢萎软无力;或伤后日久,瘀肿不消。舌淡,脉细无力。治宜益气活血并用,方用补阳还五汤加减。若证见有气虚欲绝之势,宜补气与助阳并用,补气助阳药物有黄芪、人参、白术、附子、甘草等。股骨转子间骨折早期淤血多较严重,患者常有年老体衰、气血虚弱等证,故老年人骨折早期在活血化瘀的同时,采用益气活血法治之。

3.腑气不通证

骨折后长期卧床,肠道传导功能失常,大便秘结,努挣难下,若见面色无华,时觉头眩心悸。舌质淡胖嫩,脉细涩。治宜养血润肠,方用润肠丸。若身体壮实者,可用番泻叶 10 g,开水浸泡,带茶饮服,便通为止。

4.肝肾不足证

年老体弱,肝肾亏损的患者,或骨折后期,筋骨虽续,但肝肾已虚,骨折愈合迟缓,骨质疏松,筋骨萎软,肢体功能未恢复者,治宜补益肝肾法。常用方剂有壮筋养血汤、生血补髓汤、六味地黄丸、金匮肾气丸、健步虎潜丸等。

5.瘀阻化火证

股骨转子间骨折,卧床不起,又复感外邪,火毒内攻,热邪蓄结,壅聚成毒,暴发喘促气急、气粗息高,发热恶寒,咳嗽痰黄黏稠,不易咳出,大便秘结,小便黄。舌红苔黄而干,脉洪数。治宜祛瘀化痰,清热凉血,方用清金化痰汤加减,可起到热去诸症皆除之功效。因肺与大肠相表里,有腑实不通者,可送服牛黄承气丸以助通腑泄热、清肺降火之功效。

四、并发症

(一)压疮

股骨转子间骨折的患者往往需要长时间卧床,若护理不周,可在骨骼突出部位发生压疮。这是由于局部受压,组织因血液供应障碍,导致坏死,溃疡形成,经久不愈,有时还能发生感染,引起败血症。对此,应加强护理,以预防为主。对压疮好发部位,如骶尾部、踝部、跟骨、腓骨头等骨突部位应保持清洁、干燥,定时翻身,进行局部按摩,并注意在骨突出部加放棉垫、气圈之类。对已发生的压疮,除了按时换药,清除脓液和坏死组织外,还应给予全身抗生素治疗及支持疗法或投以清热解毒、托毒生肌中药。

(二)坠积性肺炎

坠积性肺炎是老年患者长期卧床、牵引或石膏固定常见的并发症。由于长期卧床,肺功能减弱,痰涎积聚,咳痰困难,易引起呼吸道感染,有的因之危及生命。对此,对长期卧床的患者,应鼓励其多做深呼吸及咳嗽排痰,并在不影响患肢的固定下加强患肢的功能活动,以便及早离床活动。

(三)髋内翻

髋内翻多因股骨转子间骨折复位不良,内侧皮质对位欠佳或未嵌插,内固定不牢所致。髋内翻发生后患者行走跛行步态,双侧者呈鸭行步态,类似双侧髋关节脱位。查体见患者肢体短缩,大转子突出,外展、内旋明显受限。单侧 Allis 征阳性,Trendelenburg 征阳性。X 线表现:骨盆正位片可见患侧股骨颈干角变小,股骨大转子升高,其多由于肌肉的牵引及重力压迫所致。

治疗上保守治疗效果不佳。对轻的髋内翻,不影响行动者可不处理,小于120°的内翻,早期发现应做牵引矫正,年轻者应行手术矫正。根据股骨近端的正侧位 X 线片,计算各个矫正角度,来制定术前计划,外翻截骨应恢复生物力学平衡,但在另一方面,要根据髋关节现有功能,限定矫正的度数,以免发生外展挛缩。手术方法有许多,常用的有两种,转子间或转子下截骨术。关节囊外股骨转子间截骨:术前在侧位 X 线片上测量患侧股骨头骨骺线与股骨干轴线形成的头-干角,并与正常侧对照,在蛙式位上测量股骨头-干角,确定其后倾角度,也与正常侧比较。两者之差,可作为确定术中楔形截骨块的大小。术中用片状接骨板或螺丝接骨板内固定,术后可扶拐部分负重 6~8 周,然后允许完全负重。转子间或转子下截骨:在股骨干及关节囊以外进行。不仅间接矫正颈之畸形,而且不影响股骨头的血液供应。通过手术将股骨头同心性地位于髋臼内,恢复股骨头对骨干轴线的功能位置。中度及重度滑脱时,股骨头在臼内后倾即向内倾斜,引起内旋、内收、外旋及过伸畸形。为同时矫正这种三种成分的畸形,可用三维截骨术,即远段外展、内收及屈曲,通常需要切除楔形小骨块,构成三维截骨的两个角性成分,再矫正旋转的角度,矫正后用钉板固定。切除的骨块咬成碎块充填于截骨区周围有助于新骨形成。从生物力学观点,它可有足够强度内固定,可减少术后固定,但术后最好仍用石膏固定,直至愈合。不论用什么方法,畸形可能复发,故要经常随访复查。

第四节　股骨干骨折

股骨干是指股骨小转子下 2～5 cm 到股骨髁上 2～4 cm 的部分。股骨干骨折约占全身骨折的 6%。男多于女,约 2.8∶1,患者以 10 岁以下儿童最多,约占股骨干骨折的 50%。随着近年来交通事故的增多,股骨干骨折的发病比例呈上升趋势,男多于女。骨折往往复杂,且合并伤较多,给治疗增加了很大的难度。

一、病因病理与分类

股骨干骨折多见于儿童和青壮年。以股骨干中部骨折较多发。直接暴力和间接暴力均可造成骨折。碰撞、挤压、打击等直接暴力所致者,多为横形、粉碎性骨折。而扭转、摔倒、杠杆作用等间接暴力所致者,多为斜形、螺旋形骨折。除青枝骨折外,股骨干骨折均为不稳定性骨折。

(一)骨折的典型移位

骨折发生后受暴力、肌肉收缩和下肢重力作用,不同部位可发生不同方向的移位趋势,见图 4-1。

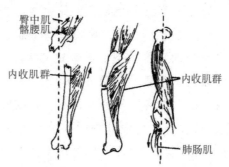

图 4-1　股骨干骨折的典型移位示意

(1)上 1/3 骨折:近端因受髂腰肌和臀中、小肌及外旋肌的牵拉而产生屈曲、外展及外旋移位,远端则因内收肌群的作用而产生向后、向上、向内移位。

(2)中 1/3 骨折:除重叠外,移位规律不典型,多数骨折近折端呈外展、屈曲倾向,远折端因内收肌的作用,下方向内上方移位,使两骨折端向前外成角。

(3)下 1/3 骨折:由于膝后方关节囊及腓肠肌的牵拉,将远端拉向后方,其锐利的骨折端可刺伤腘动、静脉,而骨折近端内收向前移位。

(二)根据骨折线的形状

(1)横形骨折:骨折线为横行,大多由直接暴力造成。

(2)斜形骨折:骨折线为斜行,大多由间接暴力造成。

(3)螺旋形骨折:骨折线为螺旋形,多由强大的旋转暴力造成。

(4)粉碎性骨折:骨折片在3块以上,多由直接暴力造成。

(5)青枝骨折:因骨膜厚,骨质韧性较大,断端一侧皮质未完全断裂。多见于小儿。

造成股骨干骨折常需较强大的暴力,骨折后断端移位明显,软组织损伤严重。临床上应注意,成人股骨干骨折内出血500~1 000 mL,出血较多,加上创伤后剧烈疼痛刺激,特别是多发性骨折、多段骨折,更易早期出现休克;有挤压伤者,应注意是否有挤压综合征的发生。下1/3骨折时,注意检查是否有腘动脉、腘静脉损伤,应密切观察病情,以免贻误治疗。

二、临床表现与诊断

股骨干骨折多有明确的外伤史,如车祸、高处坠落、重物直接打击等。伤后局部疼痛、肿胀明显,可出现短缩、成角畸形,患肢功能活动完全丧失,可触及骨擦感和异常活动,但儿童青枝骨折除外。下1/3骨折时,应注意足背动脉及胫后动脉搏动情况,如出现动脉搏动减弱或消失,末梢循环障碍,后方血肿形成,应疑为腘动、静脉损伤,应急诊手术探查。严重挤压伤、粉碎性骨折或多发性骨折患者,应注意挤压综合征和脂肪栓塞的发生。轻微外力造成的骨折,应考虑到病理性骨折。

X线片检查可以明确骨折部位及移位情况。上1/3骨折时,X线检查应包括髋关节;下1/3骨折时,X线检查应包括膝关节。怀疑髋关节脱位患者,应加拍髋关节正位及侧位X线片,以明确诊断。

三、治疗

(一)急救处理

股骨干骨折的治疗,应开始于急救处理阶段。一般患者完全丧失站立或行走能力,由于下肢长而重,杠杆作用大,不适当的搬运可引起更多的软组织损伤。因此,合理地就地固定患肢,是非常重要的。患者如无休克、颅脑损伤或胸、腹部损伤时,应先给予止痛剂,禁止在现场做不必要的检查;最简单的方法是将患肢与健肢用布条或绷带绑在一起,如有合适的木板,可在患肢的内外侧各放一块,内抵会阴部,外超骨盆平面,布条或绷带绑住固定,固定时下肢应略加牵引,这样可以部分复位并减轻疼痛。

(二)非手术治疗

1.新鲜儿童股骨干骨折的治疗

儿童股骨干骨折由于愈合快,自行塑形能力强,有些移位、成角均可自行矫正。采用牵引和外固定治疗,不易引起关节僵硬,故多采用保守治疗。儿童股骨干骨折的另一重要特点是,常因骨折的刺激引起肢体过度生长,其可能的原因是在骨折后临近骨骺的侧支血液供给增多。至伤后2年,骨折线愈合,骨痂重新吸收,血管刺激停止,生长即恢复正常。

根据以上儿童股骨干骨折的特点,骨折在维持对线的情况下,短缩不超过2 cm,无旋转畸形,均被认为达到功能复位要求,尽量不采用手术治疗。

(1)青枝骨折和无移位的稳定性骨折,无需整复,以小夹板固定即可。对移位较多或轻度成角畸形者,可采用手法复位,矫正畸形,并行小夹板固定。对无移位或移位较少的新生儿产伤骨折,将患肢用小夹板或圆形纸板固定2～3周。

(2)3岁以下儿童可采用Bryant牵引,亦称过头牵引,这是一种传统的治疗方法,利用皮肤牵引达到治疗效果。选用合适长度的胶布粘贴,自骨折水平面或以上1 cm处开始,下到足底1 cm左右的扩张板上,用绳索连接后,再通过两滑轮,加上牵引所需重量。下肢突起部位如腓骨头、内外踝部应加垫,以避免局部压迫,引起溃破、疼痛和神经麻痹,最后用绷带松紧适度的缠绕下肢,以防胶布滑脱。牵引重量为双下肢同时牵引时,患儿臀部悬空,距离床面1～2 cm为度。患儿大腿可行夹板固定。为防止骨折向外成角,可使患儿面向健侧躺卧。牵引期间应定期拍X线片,观察骨折对位情况,密切观察患肢血运及活动。牵引3～4周后,根据X线片显示骨愈合情况,去掉牵引。儿童股骨横行骨折,常不能完全牵开而呈重叠愈合。开始虽然患肢短缩,但因骨折愈合期,血运活跃患骨生长加快,约1年双下肢可等长。

(3)3～14岁儿童移位骨折,可在水平牵引下施以手法复位、小夹板固定;骨牵引可行胫骨结节或股骨髁上牵引;皮牵引用胶布贴于患肢内、外两侧,再用螺旋绷带包住,患肢放于垫枕上,牵引重量为2～3 kg,如骨折断端重叠未能牵开,可行2层螺旋绷带中间夹1层胶布的缠包方法,再加大牵引重量。在皮肤或骨牵引完成后,患儿仰卧,一助手固定骨盆,另一助手使伤侧髋半屈曲位拔伸牵引,术者双手用端、挤、提、按手法进行整复,然后行小夹板固定。注意调整牵引针方向、牵引重量及肢体位置以防成角畸形;小夹板固定也应注意松紧适度,并应随时进行调整。4～6周行X线片复查,观察骨折愈合情况。如愈合良好,可去牵引,行功能锻炼。

2.成人股骨干骨折的治疗

无移位的稳定骨折,无需整复,只要固定即可。有移位的骨折,可根据受伤部位不同而行股骨髁上或胫骨结节骨牵引,并手法复位夹板固定。对股骨上及中1/3骨折,可选用胫骨结节牵引;下1/3骨折,可选用胫骨结节或股骨髁上牵引。股骨中段骨折时,患肢伸直位牵引;股骨下段骨折时,患膝屈曲90°牵引。牵引过程中,应注意膝关节活动及控制远端旋转,经常测量下肢长度及骨折的轴线;复位中,要求无重叠,无成角,侧方移位不大于1/2直径,无旋转错位。手法复位前先行穿针,后整复骨折。股骨上段骨折,需一助手固定骨盆,另一助手一手握踝,一肘挎腘窝,膝关节屈曲90°,髋关节半屈曲位向上提拉,并使股骨远端外旋;术者根据不同部位骨折的移位情况,采用推、按、扳、提手法,纠正骨折的旋转、成角及侧方移位,然后固定。治疗期间,第2天即开始练习股四头肌收缩及踝关节活动,第2周开始练习抬臀,第3周两手提吊环,健足踩在床上,收腹,抬臀,使身体、大腿、小腿成一直线,加大髋膝活动范围。从第4周开始可扶床架练站立。X线片检查示骨折临床愈合后,可去牵引后逐渐扶拐行走,直至X线片检查骨折愈合。

(三)切开复位内固定

成人股骨干骨折后,由于肌肉的牵拉,往往移位严重,保守治疗难以达到满意的效果,因此须采用手术切开复位内固定,以恢复正常的解剖关系。切开复位内固定的适应证为:用手法或牵引不能达到整复要求的骨折;严重开放性骨折,受伤时间短,尚未出现感染迹象者;合并神经血管损伤的骨折;多发性骨折。常用的内固定有钢板螺钉内固定和髓内针固定。自20世纪60年代以来,瑞士AO学组的外科医师对所有的股骨干骨折采用髓内针固定或钢板螺钉内固定。

AO加压钢板内固定的基本原则:①无创技术,保存骨折端血运,内固定放于骨膜外,慎重保留软组织;②解剖复位;③张力侧钢板固定。AO学者利用特制的内固定器材,使骨折断端间产生加压作用,使骨折获得一期愈合,早期功能活动,恢复肢体正常功能。但加压钢板内固定易发生一定的并发症,常见的有钢板疲劳断裂、钢板下骨质萎缩、感染。髓内针内固定早在20世纪40年代就由Knntscher介绍闭合髓内钉技术。第二次世界大战以后,由于开放式髓内钉固定的出现和广泛应用,对于无并发症的青年髓腔最狭窄部位非粉碎性骨折,髓内钉固定成为股骨干骨折的最终治疗方法。随着手术技术的完善,特别是影像器的应用,髓内钉固定技术得到更好的临床应用。

1.切开复位加压钢板螺钉内固定

AO方法自20世纪60年代起逐渐普及,可分为加压器钢板和自身加压钢板两种。主要适用于股骨干上、中、下1/3横形骨折、短斜形骨折。手术在侧位进行,大腿后外侧切口,在外侧肌间隔前显露股骨干外侧面,推开骨膜后,钢板上在股骨干外侧。股骨干骨折内固定选择后外侧切口的优点是:由前肌群与后肌群之间隙进入,不损伤肌肉,内固定物置于股骨外侧,可避免膝上方前面股四头肌与股骨之间的滑动机构发生粘连。术后患者卧位2~3周,逐渐扶拐下地,练习下肢关节活动,待骨折愈合后,方能完全离拐行走。

2.切开复位梅花形髓内针内固定

该内固定主要适应证:①股骨干上、中1/3横形,短斜形,蝶形骨折或陈旧粉碎性骨折;②股骨多段骨折;③股骨中上、上1/3陈旧骨折延迟愈合或不愈合;④股骨上中1/3骨折,并发大腿神经、血管损伤,需修复者;⑤多发骨折(包括股骨骨折)或多发伤,如胸或腹部广泛烧伤需经常变换体位,不能应用牵引者。长斜形及螺旋形骨折应视为相对禁忌证。

髓内针的选择:测量健肢股骨大转子尖至髌骨上缘,为其长度。在标准X线片中,测髓腔最狭窄部位的横径,减去10%,即为所用髓针的粗细(直径),或在术前把选好的髓内针用胶布贴在大腿外侧,进行X线摄片(股骨全长)。髓针的长度粗细与髓腔进行对照,髓内针的长度应自股骨髁间窝上1 cm至股骨大转子上2 cm,其粗细能通过髓腔最狭窄部位为准。手术方法可采用逆行髓内穿针法和顺行髓内穿针法。如为陈旧骨折,把植骨材料如碎骨条放在骨折端的周围。近年来梅花形髓内针由于在固定中的强度欠佳,抗旋转力较差,临床上已较少使用。

3.闭合髓内针内固定

闭合髓内针内固定适应证:①股骨上及中1/3的横形、短斜形骨折,有蝶形骨片或轻度粉碎性骨折;②多发骨折。术前先行骨牵引,重量为体重的1/6,以维持股骨的力线及长度,根据患者全身情况,在伤后3~10天手术。髓内针长度及粗细的选择同逆行髓内针者。患者体位分为侧卧位及平卧位两种。侧卧位:患者健侧卧于骨折牵引台上,健肢伸直位,固定在足架上,患肢髋屈曲80°~90°,内收20°~30°中立位。对双下肢进行牵引,直到骨折端分离,在X线透视引导下,施手法进行复位。平卧位:患者平卧于骨折手术台上,两腿分开,插入会阴棒,阻挡会阴。躯干略向健侧倾斜,患肢内收 20°~30°中立位,固定于足架上。

这样可使大转子充分暴露,尽量向患侧突出。健肢外展、下垂或屈曲位,以不影响使用 C 形臂 X 线机透视患肢侧位为准。对患肢施以牵引,直到骨折断端分离,在透视下使骨折复位或至少在同一平面上得到复位。术后一般不需外固定,48～72 小时除去引流。术后 7～10 天,可逐步扶拐下地活动。此法创伤较小、膝关节功能恢复较快、不必输血,是值得选用的。但是,需要 C 形臂 X 线电视设备。骨折 2 周以上影响复位者,不宜选用此法。

4.带锁髓内针内固定

带锁髓内针内固定适用于股骨干上、中、下段横形、斜形或粉碎性骨折。

现临床上应用较多。其优点在于通过远近端栓钉有效控制旋转,克服了髓内针旋转控制不好的情况,扩大了应用范围。全程应在 C 形臂 X 线透视下进行。闭合带锁髓内针手术操作时应利用骨折复位床,将骨折复位;开放带锁髓内针在髓内针内固定的基础上,进行近端和远端栓钉固定。术中应扩大髓腔,根据骨折情况,可行动力固定或静力固定。

(四)药物治疗

股骨干骨折多见于儿童和青壮年,骨折早期,创伤严重,失血较多,应把保全生命放在第一位。同时要细心观察局部和全身情况,运用中药治疗,按骨折三期用药原则处理,辨证用药,正确处理扶正与祛邪的关系,以维持机体的动态平衡。下面介绍股骨干骨折临床上常见的几种证型的辨证用药。

(1)气血虚弱证:股骨干骨折早期,创伤严重,失血较多,气随血耗,气虚则血无所统。患者面色苍白,四肢发凉,心烦口渴,冷汗自出,神疲眩晕,脉细数无力,为失血后气血虚衰、亡阴亡阳之危症。治宜补气摄血,使"散者收之""损者益之",方用独参汤,有益气统血固脱作用。危症急救时,应结合输血、补液疗法。

(2)瘀阻经脉证:骨折早期,患肢局部肿胀、疼痛、压痛明显,骨折断端易再移位,筋脉反复受损,淤血滞留于经脉,使经脉受阻。治宜活血祛瘀,行气消肿止痛,方用桃红四物汤加云苓、泽泻、枳实、厚朴、大黄、丹参、乳香、没药、枳壳、牛膝等,使留滞之淤血和气血结滞疏通。中成药可选用复方丹参片、三七片、三七胶囊等。

(3)脾胃虚弱证:脾主四肢肌肉,脾胃为后天之本,气血生化之源。骨折后,患者卧床时间长,纳食差,脾胃虚弱,气血亏损。治宜健脾益胃,方用健脾养胃汤,以促进脾胃消化功能,有利于气血生成。

(4)肝肾不足证:适用于肝肾亏损、筋骨萎弱者,或骨折后期,筋骨虽续,但肝肾已虚,或骨折愈合迟缓,骨质疏松,筋骨萎软,肢体功能未恢复者。治宜补益肝肾法,常用方剂有壮筋养血汤、生血补髓汤、六味地黄丸、金匮肾气丸、健步虎潜丸等。

四、并发症

(一)骨折畸形愈合

股骨干骨折最常见的畸形愈合是成角畸形,其次为短缩畸形及旋转畸形。有时以上3种畸形中的二者可同时存在。成角畸形多因牵引重量不足,石膏固定不当或下地负重太早,使股骨干骨折发生成角畸形。在股骨干上 1/3 骨折,易发生向外或向前向外成角畸形;中 1/3 骨折,可发生向外或向前成角畸形;下 1/3 骨折,多发生向外或向后成角畸形。短缩畸形主要由于牵引重量不足,未能将骨折重叠牵开,或者是并发伤较多,忽略治疗。旋转畸形忽略治疗者,骨折远端随肢体重量处于外旋位,并在外旋畸形位愈合。不是所有的畸形愈合都需要外科治疗,在儿童轻度短缩可自行矫正,在成人轻度短缩则可以垫高鞋跟来补偿,但短缩 2.5 cm 以上则招致明显跛行及骨盆倾斜,对年轻人应考虑矫正。不论儿童或成人,对于旋转畸形均无自行矫正能力,应予矫正。股骨干的成角畸形,成人 >15°,儿童>30°,即应采取截骨矫正术。

术前应做好充分的准备:①因膝关节长时间固定而活动障碍,术前应锻炼屈膝至 90°;②成角畸形并缩短的患者,常发生股内收肌挛缩,可妨碍短缩的矫正,故术前应做短期牵引;③为使截骨后顺利愈合,应准备植骨。

手术一般在硬膜外麻醉下进行,对有股内收肌挛缩者,可先切断股内收肌起点,选用股骨外后侧切口,外侧肌间隔前显露。手术包括截骨矫形、内固定及植骨 3 个部分。①截骨:一般于成角畸形处截骨,以气或电锯或骨刀截骨,横断截骨易于操作,如做成台阶状则更有利于愈合并防止旋转,有重叠或旋转畸形者同时矫正;②内固定:对股骨上、中 1/3 骨折畸形愈合,截骨后选用逆行髓内针固定,畸形愈合处骨髓腔多闭塞,予以通开并扩大以接纳较粗的梅花髓内针;对下 1/3 骨折可选用角翼接骨板、梯形接骨板或加压钢板固定,置于骨干外侧;③植骨:取同侧髂骨碎骨条植于截骨处周围,置负压引流缝合切口,术后 48 小时拔除引流管。拆线后练习膝关节功能,骨折愈合前不能负重活动。

(二)骨不连接

骨不连接病因:过度牵引;开放骨折于清创时取出碎骨片较多并感染;内固定与外固定不足;过早活动等。股骨干骨折后骨不连接常伴有成角畸形、肢体短缩畸形及膝关节活动障碍。对股骨干不连接的治疗原则是矫正畸形,坚强固定及植骨促使愈合,同时应注意到保存及恢复膝关节活动。

术前应做好充分的准备:有成角及短缩畸形者,行患肢股骨髁上牵引1～2周。对中上1/3骨不连接,以夹板等短期固定股部,进行膝关节活动锻炼,达90°屈曲再手术,则术后膝关节活动较易恢复;下1/3骨不连接的外固定较难,应早日手术,术后练习膝关节活动。

手术取股外后侧切口进入,操作分以下3个步骤:①切除断端间纤维组织,打通髓腔扩髓至10 mm以上,修整断端,矫正畸形;②坚强固定,以10 mm以上梅花髓内针固定,对骨质疏松髓腔粗大者,以双根梅花髓内针套接固定。此适用于上及中1/3骨不连接。对下1/3骨不连接则宜选用钢板固定。对于转子下骨不连接,由于髓腔较粗大,梅花髓内针不能完全控制轴线,可将髓内针上端相当于骨不连接处折弯15°～20°角,使角尖向内,开口向外,顺行打入髓腔,此成角髓内针使骨不连接处发生向内10°～15°的成角,但由于髓腔粗大的抵消,仅有轻度成角,保持处于轻微外翻位(正常范围),从而防止髋内翻的发生。对于下1/3骨不连接的内固定,亦可选用梅花髓内针,但针的长度应达股骨髁间凹之上的松质骨中,另外还可横穿1枚斯氏针,两端均露在皮外,以备术后用小夹板卡住斯氏针做外固定,以防止旋转活动,如有锁钉髓内针固定则更好,横穿斯氏针可于6周后骨折初步愈合时拔除;③植骨:取同侧髂骨碎骨条,植于骨不连接处四周,置负压引流,缝合切口。

(三)膝关节活动障碍

1.病因

(1)长时间固定膝关节,未进行股四头肌及膝关节活动锻炼者,膝关节长期处于伸直位,股四头肌挛缩,甚至关节内粘连。

(2)手术及骨折创伤造成股四头肌与股骨前滑动结构粘连,股骨中下1/3骨折错位,损伤股前滑动结构出血粘连;前外侧手术入路,钢板置于股骨前外侧与股中间肌粘连,手术及创伤使股中间肌纤维化挛缩。

(3)膝关节长期处于半屈曲位,亦可发生屈曲挛缩,后关节囊粘连,腓肠肌、髂胫束及腘绳肌挛缩。

2.诊断

膝关节伸屈活动范围甚小,一般为10°～20°,髌骨不能向内外推动者,为膝关节内粘连,髌上滑囊与两侧滑囊粘连,扩张部挛缩,严重者交叉韧带挛缩。膝关节有一定范围活动,常在30°稍多,主要为屈曲受限,可伸直,髌骨可在左右推动及上下滑动者,主要为伸膝装置粘连与挛缩。屈膝正常,伸膝受限者为屈曲挛缩。

3.治疗

(1)手法治疗:对轻度股四头肌挛缩及伸膝装置粘连者,例如膝可伸直、屈曲仅50°左右者,股四头肌处于无可触及的瘢痕条带者,可应用手法复位。在麻醉下,手法被动屈曲膝关节,稳妥而较慢强力屈膝至听到组织撕裂声,以膝被动屈膝至90°或稍多为止,不可一次要求完全屈曲。

(2)牵引治疗:对20°以内轻度屈曲挛缩,可行骨牵引治疗,重量逐渐增加,患者可自己压迫股骨向后,牵引中注意观察有无腓总神经损伤症状,一旦出现应立即减轻牵引。牵引不能伸直者,可做手术前准备。

(3)股四头肌成形术:适应于伸膝装置粘连,股四头肌挛缩。采用硬膜外麻醉,患者平卧位,在大腿根部置气囊止血带,驱血后手术。取股前正中纵行切口,经髌骨内侧至其远端。将股内侧肌及股外侧肌从股直肌上分离开直至髌骨上方,电灼,止血。然后把股直肌与股中间肌完全分开,股前瘢痕及挛缩多集中在股中间肌。因此,将股直肌用布带提起,将其下方股中间肌连同瘢痕一并切除。股内外侧肌中的瘢痕也切除。向下切开两侧关节囊的挛缩,后屈曲膝关节。由助手稳定大腿,术者双手握小腿,渐渐用力使膝关节屈曲到超过90°,此过程可听到组织撕裂声。如瘢痕过多则不可强力屈曲,以防发生撕裂伤或骨折。缝合时,将股内侧肌与股外侧肌缝在股直肌两旁,关节囊不缝合。股四头肌之间可垫以脂肪,置负压引流,缝合切口。术后将患肢置于连续被动活动架上,24小时后开始连续被动活动,保持活动范围,直至患者主动伸屈活动达到被动活动的范围。3周下地练习下蹲屈曲,借助体重,加大屈膝活动范围。如无连续被动活动架,可用平衡牵引(带附架的托马式架)固定患肢。于麻醉恢复后,主动及被动练习活动膝关节。本手术的成功与否在很大程度上取决于患者的意志,不怕疼痛和早期活动到最大范围,努力锻炼股四头肌和股后肌。

(4)关节内粘连:分离由关节内粘连所致的关节僵硬,其轻度者通过手法治疗,可将粘连撕开。严重粘连者或关节活动范围极小者,需手术分离。在气囊止血带下手术。无股中间肌瘢痕挛缩者,取髌骨内、外两侧切口。内侧切口中自髌骨旁切开股内侧肌及关节囊,滑膜内锐性分离;外侧切口中切开髂胫束及关节囊,分离外髁滑囊及髌上囊。慢慢被动屈曲膝关节,亦听到组织撕裂声,至超过90°即可。负压引流,缝合股内侧肌于髌旁,关闭切口,术后处理同上。

(5)膝关节屈曲挛缩及僵硬的松解如下。①术前牵引:除屈曲20°以内的轻度挛缩可牵引矫正或不经牵引而直接手术矫正外,较重的屈曲挛缩,均应行术前牵引准备。②从内外侧途径行膝屈曲挛缩松解术:采用硬膜外麻醉,患者仰卧,气囊止血带下手术,膝关节在屈曲位。外侧切口:从股骨髁近侧股二头肌肌腱前向腓骨头做一长12 cm切口,有髂胫束挛缩、膝屈曲、小腿外展外旋畸形者,在切口中向前于髌上2~3 cm处横断髂胫束及阔筋膜,外侧肌间隔紧张或其他挛缩组织亦予以横断;向后牵开股二头肌肌腱及腓总神经,在股骨外髁后面横切开关节囊,用骨膜起子紧贴股骨后面向内向上推开外侧关节囊及腓肠肌外侧头起点,使与股骨完全离开,直达股后中间部位,向上分到关节间隙上7~8 cm。内侧切口:从内收肌结节后到关节远侧纵形切口,切开后关节囊,紧贴股骨向外向上推开后关节囊与腓肠肌内侧头,使之与股骨离开并使与外侧切口相通。伸展膝关节:稳妥用力伸展膝关节至完全伸直。注意腓总神经是否紧张,如果紧张,则将其游离到腓骨颈处并将腓骨头于屈膝位切除。如果膝关节仍不能完全伸直,则检查股二头肌肌腱与内侧诸肌腱是否紧张,对紧张者行“Z”字形延长,有的后交叉韧带紧张挛缩,需将其在胫止点上切断。对于行股二头肌肌腱延长者,更需注意防止伸膝时牵拉损伤腓总神经,应切除腓骨头,松解神经。冲洗伤口,置负压引流,分层缝合。③术后处理:对经手术膝关节完全伸直者,行膝伸直位石膏后托或石膏前后托固定,锻炼股四头肌,术后2周除去前托,保留后托,每天练习屈膝活动,然后仍后托固定直至5周。白天除去后托锻炼,夜间用后托保持膝伸直,持续6个月,以防屈膝挛缩复发。对术中伸直膝关节腓总神经紧张者,或仍不能完全伸直者,术后继续牵引治疗,缓缓伸直膝关节。伸直后做石膏后托固定,按上述步骤处理。无论石膏固定或牵引,均需严密观察腓总神经有无受损情况,一旦出现,即应再屈曲膝关节,使腓总神经恢复,然后缓慢牵引伸膝。

(四)再骨折

再骨折发生率是9％~15％。在骨愈合不良或骨痂内在结构并非所承受的应力方向排列时,常易发生再骨折。动物实验也支持这样的观点。因此,防止再骨折的有效方法是当骨折具有内或外固定时,逐渐增加骨折部位所承受应力,直至达到完全负重。Seiman认为大部分发生再骨折的患者,屈曲少于45°,因关节活动受限,在骨折部位形成一长的杠杆应力,而易发生再骨折。因此,他认为减少再骨折的发生率,重要的是早期恢复膝关节功能。在去除牢固内固定后,也易发生再骨折。

(五)感染

股骨干骨折部位的感染是十分严重而难以解决的问题,因为骨干有大量皮质骨,由于血运不良,可以形成慢性窦道和骨髓炎,其治疗方法是切除感染的死骨,有内固定者,则需去除内固定物,骨折用外固定制动,待感染稳定后,如骨折仍不愈合,二期再行植骨术。更为积极的方法,可通过扩创后,用局部灌注的方法来控制感染,并同时植骨来促进骨愈合。但长期或慢性化脓性骨髓炎,若经久不愈,反复发作,有大块骨缺损,则考虑截肢术。

第五节　膝关节侧副韧带损伤

一、概述

膝关节侧副韧带损伤非常多见,尤其常见于足球、摔跤、篮球、橄榄球及从事冰雪项目和跳跃动作的运动员。一旦损伤后应尽快得到明确诊断,从而获得有效治疗。膝关节外侧副韧带是膝外侧稳定的静力结构,可对抗膝关节内翻应力。它是个较小的韧带,膝伸直时绷紧,屈曲时放松。膝关节外侧稳定,更有赖于阔筋膜、髂胫束、股二头肌和腘肌的加强,加之遭受内翻损伤时,受到对侧肢体的保护,因此临床膝关节内侧副韧带损伤远比外侧要多。但损伤后不应孤立地考虑,有时内外侧副韧带损伤可能会同时发生,也可能合并交叉韧带或半月板的损伤,所以应全面考虑,还应仔细检查是否合并腓总神经损伤。

二、病因与发病机制

膝关节无论是在伸直位还是屈曲位,各种能造成小腿突然外展的暴力,均可使膝关节发生突然外翻,引起膝关节内侧副韧带损伤。轻者发生部分纤维撕裂,重者可造成内侧副韧带完全断裂,甚至合并交叉韧带或半月板破裂。如足球运动员用足内侧踢球用力过猛或当站立时突然有一强大外力撞击膝关节外侧,均可造成此种损伤。内侧副韧带是对抗胫骨外旋应力的主要静力结构之一,当单足站立,躯干过度内旋造成小腿过度外旋位时,最易损伤膝关节内侧副韧带。如铁饼运动员掷铁饼和链球运动员做旋转动作时,易发生膝关节内侧副韧带损伤。

而在暴力作用于膝关节内侧或小腿外侧,造成突然膝内翻情况下,则会发生膝关节外侧副韧带损伤或断裂,此类损伤易发生在从事摔、跃等运动的运动员、舞蹈演员和体力劳动者。临床所见膝关节外侧副韧带断裂,多合并外侧关节囊的损伤,有时甚至合并腘肌腱、交叉韧带、半月板、腓肠肌外侧头、腓总神经、髂胫束或股二头肌等损伤,甚至还会伴有撕脱骨折的发生。

三、临床表现

(一)症状与体征

1.膝关节内侧副韧带损伤

(1)疼痛:膝关节内侧副韧带损伤为外翻应力作用于小腿引起,表现为内侧局限性疼痛,关节外翻时疼痛加重。

(2)肿胀:膝关节内侧肿胀,当合并关节内损伤时可出现全关节肿胀,重者可出现浮髌试验阳性,穿刺可抽出关节内血性积液,有时可出现膝关节内侧皮下瘀斑。

(3)活动障碍:伤后大多存在不同程度的膝关节活动障碍。

(4)压痛:膝关节内侧局限性压痛明显,并可扪及关节内侧有缺损处。

(5)膝关节内侧方应力试验显示阳性:合并交叉韧带断裂时,尤为显著。

(6)关节交锁:当出现关节交锁时,表示可能伴有半月板或交叉韧带的损伤或膝内侧副韧带深层断裂的断端嵌入关节内。

2.膝关节外侧副韧带损伤

(1)疼痛:膝关节外侧副韧带损伤或断裂,多发生在止点处,多数伴有腓骨小头撕脱骨折,故临床主要症状为膝关节外侧局限性疼痛。

(2)肿胀:腓骨小头附近肿胀、皮下淤血、局部压痛。

(3)活动障碍:膝关节活动障碍,有时可合并腓总神经损伤,表现为足部麻木,甚至足不能背伸。

(4)膝关节外侧方应力试验阳性:当伸直位侧方应力试验阴性,而屈曲30°时为阳性,此时表示膝关节外侧副韧带断裂合并外侧关节囊、韧带的后1/3、弓状韧带损伤;当伸直位和屈曲30°均为阳性时,表示膝关节外侧副韧带断裂同时合并交叉韧带断裂;当伸直位阳性、屈曲位阴性时,表示单纯膝外侧副韧带断裂或松弛。

(二)辅助检查

X线检查对诊断膝内侧副韧带断裂有重要价值,撕脱骨折者可以显出有骨折片存在。加压下外展位(内展位)双膝正位X线片,对本病更有诊断意义。具体方法如下。

取1%普鲁卡因压痛点注射后,患者平卧,两踝之间置放一软枕,用弹力绷带缠紧双大腿下端至膝关节上缘处,拍摄双膝关节正位X线片。当膝关节内侧间隙加宽但不超过5 mm时,为内侧副韧带部分断裂;而膝关节内侧间隙明显加宽且＞10 mm 时则为侧副韧带完全断裂；当合并有交叉韧带断裂时，X 线可示膝关节处于半脱位状态。

膝关节外侧副韧带损伤时拍摄膝关节的 X 线正、侧位片，可见有腓骨小头骨折，但对确定膝外侧副韧带断裂诊断的依据不充分。小腿内收位双膝 X 线正位片，对诊断的价值则较大。其方法是：先在膝关节外侧压痛点处用 1% 普鲁卡因封闭止痛后，患者取仰卧位，双膝之间放一圆的软枕，再用弹力绷带缠紧双踝关节及小腿的远端，然后摄双膝正位 X 线片。当膝外侧副韧带断裂时，伤肢膝关节外侧间隙较健侧加宽。当合并交叉韧带断裂时，膝关节外侧间隙增宽更为明显，健侧膝关节的间隙则无明显改变。

四、治疗

诊断明确后，应积极早期治疗。

(一)保守治疗

1.手法治疗

侧副韧带部分撕裂者，初诊时应予伸屈一次膝关节，以恢复轻微的错位，并可以舒顺筋膜，但手法不可多做，以免加重损伤。新鲜损伤肿痛明显者手法宜轻，日后随着肿胀的消退，手法可逐渐加重。而晚期手法则可解除粘连，恢复关节功能。

(1)内侧韧带损伤治疗手法：患者坐于床边，两腿自然下垂，一助手坐于患侧两手扶伤侧大腿，二助手于患者的背后扶其两肩。术者半蹲位于患者前方。以右侧损伤为例，左手握于膝部，示指卡住髌骨固定之。另一手拿其小腿的下端，使小腿下垂牵引之。医者先点按血海、阴陵泉、三阴交等穴，在损伤局部及其上下施以揉、摩、擦等法，让膝关节由内向外摇晃 6～7 次，然后医者站起，身体向外，拿小腿的手倒手变为向外牵拉，扶膝的手变握膝的内侧，使膝关节屈曲旋转于 90°位，扶膝的手沿关节间隙推顺其筋。最后将患肢伸直，术者双手掌在膝关节两侧施捋顺、捻散的手法。

(2)外侧韧带损伤治疗手法：患者侧卧床上，伤肢在上，助手固定大腿下端，勿使晃动。术者一手拿膝，拇指按之，另一手拿踝，做小腿摇法，晃动膝部，再与助手用力相对牵引，然后将膝关节屈曲，同时撤去助手，使膝关节与髋关节尽力屈曲。拿膝的手的拇指用力向膝内侧归挤按压，将伤肢拔直，术者拇指在伤处进行捋顺、捻散手法。

2.固定治疗

固定对膝关节内、外侧副韧带损伤非常重要，尤其是在损伤的早期。对肿胀严重者,固定前应先将膝关节内的血肿抽吸干净。

(1)膝内侧副韧带轻度损伤或仅有部分断裂者:可采用固定治疗,经查体及膝关节外侧位X线拍片无明显阳性发现,仅存在膝关节内侧轻度肿胀和局限性压痛的患者,表示存在有膝内侧副韧带轻度损伤或仅有部分断裂的可能,此类患者,可将膝放于20°～30°屈曲位用石膏前后托制动,以利于损伤的愈合,并指导患者练习股四头肌力量,约1周后即可带石膏下地行走,3～6周后去除石膏,开始做膝关节伸、屈活动的锻炼,其功能可逐渐恢复。若经3～4周锻炼观察,显示膝关节不稳,应考虑侧副韧带完全断裂或膝部其他韧带合并伤的可能,宜行手术修复。

(2)对于损伤较轻的单纯膝外侧副韧带损伤者:膝内收应力X线显示关节间隙开大0.4 cm,可用弹性绷带加压包扎;关节间隙开大为0.5～1.2 cm,给予抽尽膝关节内积血加压包扎,屈膝20°前后用长腿石膏托固定,6周后拆除石膏,开始练习膝关节活动。石膏固定期间,应加强股四头肌收缩训练,以防止发生失用性肌萎缩。

3.药物治疗

损伤早期以消肿止痛为主,可用复元活血汤等汤剂,也可服用七厘胶囊、回生第一丹等中成药。损伤中期,以活血化瘀为主,主要用桃红四物汤等,也可服用大、小活络丹等药物。后期以滋补肝肾为主,主要用滋补肝肾的药物。

4.练功疗法

损伤轻者在第2天、第3天后鼓励患者做股四头肌的功能锻炼,以防止肌肉萎缩和软组织粘连。膝关节的功能锻炼对于消除关节积液有好处。后期或手术后患者,膝关节功能未完全恢复,可做膝关节伸屈运动及肌力锻炼,如体疗的蹬车或各种导引的功能疗法。

(二)手术治疗

完全断裂与陈旧性内侧副韧带断裂者,应考虑行手术治疗。根据损伤的范围和程度及是否合并其他韧带损伤,其手术方法也不相同。

1.膝关节内侧副韧带损伤的手术治疗

各种手术均采用仰卧位。在硬膜外麻醉(或腰麻)及气囊止血带下,取膝内S形切口。起自股骨内髁上方1.5～2.0 mm处,止于股骨内髁前侧,注意保护大隐静脉及隐神经。韧带断裂处多数可见深筋膜下有血肿存在,应仔细分离探查,必要时可做膝关节外展分离试验,以明确韧带断裂的部位。内侧副韧带深层断裂时,往往在浅层中有血肿或淤血斑,此时应沿浅层韧带纤维走行方向进行挤压,即可发现浅韧带出现皱襞或泡状隆起。

(1)膝关节内侧副韧带浅层断裂的修补方法:应视断裂的部位不同而采用不同的方法。在上、下附着处断裂者,其修补方法相同。当撕脱端带有较大的撕脱骨折片者,可用螺钉固定。骨折片小或无骨折片者,则在韧带附着处凿一浅槽,在槽的边缘各钻 2 个孔,用粗丝线将断端固定于槽内。内侧副韧带中部断裂时,应行端端缝合或重叠缝合。当内侧副韧带撕裂严重有较多缺损或经过修补仍不够坚强时,可按陈旧性内侧副韧带断裂处理。

(2)膝关节内侧副韧带深层断裂修复方法:先纵行分开浅层韧带的纤维,在直视下对深层韧带断裂处进行端端缝合。

(3)内侧副韧带断裂合并前交叉韧带断裂的修补方法:其原则是先行修补前交叉韧带后,再修补膝关节内侧副韧带,具体方法各异。

(4)陈旧性膝关节内侧副韧带断裂的治疗:凡陈旧性的膝关节内侧副韧带断裂者,特别是合并前交叉韧带断裂时,膝关节的限制作用遭到破坏。由于长期慢性牵拉而继发其他韧带的松弛,造成膝关节侧方直向不稳定和前内侧旋转不稳,继而发生前外侧旋转不稳定和后内侧旋转不稳定,甚至发生复合不稳等。由于膝关节内侧副韧带的断裂,失去了韧带紧张使股四头肌产生反射性收缩的机制,导致股四头肌失用性萎缩,最终造成下肢功能的严重障碍。由于陈旧性膝关节内侧副韧带断裂处理困难,治疗效果较差,故目前对其治疗方法的意见尚不完全一致,但近来多数学者认为以手术修复为宜。其方法有两大类,即静力修复法和动力修复法。

静力修复法:系利用膝关节附近的软组织,对损伤的韧带及缺损进行修补。常用的材料有伤处附近的筋膜或肌腱,也可将已经断裂的韧带行紧缩缝合,以恢复其张力。此种方法往往可得到立竿见影的效果,但是由于所借用的材料缺乏血液供给,久之则发生继发性弹性降低而逐渐松弛,所以往往远期效果不太理想。

动力修复法:系将正常肌腱移位,利用肌肉的拉力,达到稳定膝关节的目的,如半腱半膜肌移位代侧副韧带术等。

术后处理:上述诸手术术后,均行下肢全长石膏前后托固定于膝关节屈曲 $10°\sim20°$。如为单纯韧带、肌腱等软组织修补缝合者,固定 3 周后,去除石膏前后托,开始下肢功能锻炼;凡做骨孔、骨槽或骨片的韧带、肌腱起止点移位固定者,术后 4～6 周去除石膏前后托,练习下肢的功能。

2.膝关节外侧副韧带损伤的手术治疗

膝关节外侧副韧带完全断裂,过去认为可以不必进行修补,但近年来观察,未进行修补者,有的后遗症明显,常导致膝关节前外侧旋转不稳定。如合并前交叉韧带损伤,则更为明显。当合并后交叉韧带损伤时,则发生后外侧旋转不稳定,出现股骨外髁向后旋转半脱位。所以,近年来对严重外侧副韧带断裂或保守治疗未愈者,一经确诊,即决定手术修复。常用的手术方式有撕脱骨折切开复位内固定术、腓总神经探查术、膝关节外侧副韧带缝合术、膝外侧副韧带紧缩术等。

手术后处理及功能锻炼:上述膝外侧副韧带损伤术后,均需使用长腿前后石膏托固定于膝关节屈曲 30°位 4～6 周。外固定期间要主动练习股四头肌收缩,以防止股四头肌发生失用性肌萎缩。去除石膏外固定后,积极练习膝关节及全下肢的活动。

五、康复护理

日常应注意进行体育锻炼,活动前应尽量做好锻炼前的热身准备,避免在锻炼或运动时身体处于僵硬状态,尤其在冬季锻炼时。在运动或锻炼时,要注意不要在单腿负重状态下猛然旋转膝关节,最好在关节处特别是膝关节部位进行必要的保护,如穿着护膝、小腿处安放护腿板等。另外还应在进行运动或锻炼前掌握必要的一些相关锻炼或运动的知识,要根据自己的体能、柔韧性及全身情况选择合适的运动方法和合理的运动量。

第六节 髌 骨 骨 折

髌骨古称连骸骨,俗称膝盖骨、镜面骨。《素问·骨空经》云:"膝解为骸关,侠膝之骨为连骸。"髌骨为人体最大的籽骨,位于膝关节之前。髌骨骨折占全部骨折损伤的 10%,多见成年人。

髌骨略呈三角形,尖端向下,被包埋在股四头肌肌腱部,其后方是软骨面,与股骨两髁之间软骨面相关节,即髌股关节。髌骨后方之软骨面有条纵嵴,与股骨髁滑车的凹陷相适应,并将髌骨后软骨面分为内外两部分,内侧者较厚,外侧者扁宽。髌骨下端通过髌韧带连于胫骨结节。

髌骨是膝关节的一个组成部分,切除髌骨后,在伸膝活动中可使股四头肌肌力减少 30％,因此,髌骨有保护膝关节、增强股四头肌肌力、伸直膝关节最后 10°～15°的作用,除不能复位的粉碎性骨折外,应尽量保留髌骨。髌骨后面是完整的关节面,其内外侧分别与股骨内外髁前面形成髌股关节,在治疗中应尽量使关节面恢复平整,减少髌股关节炎的发生。横行骨折有移位者,均有股四头肌肌腱扩张部断裂,致使股四头肌失去正常伸膝功能,治疗髌骨骨折时,应修复肌腱扩张部的连续性。

一、病因

骨折由直接暴力和肌肉强力收缩所致。直接暴力多因外力直接打击在髌骨上,如撞伤、踢伤等,骨折多为粉碎性,其髌前腱膜、髌骨两侧腱膜和关节囊多保持完好,骨折移位较小,亦可为横行骨折、边缘骨折或纵形劈裂骨折。肌肉强力收缩者,多由股四头肌猛力收缩所形成的牵拉性损伤,如突然滑倒时,膝关节半屈曲位,股四头肌骤然收缩,牵拉髌骨向上,髌韧带则固定髌骨下部,而股骨髁部向前顶压髌骨形成支点,三种力量同时作用造成髌骨骨折。肌肉强力收缩多造成髌骨横行骨折,上下骨块有不同程度的分离移位,髌前筋膜及两侧扩张部撕裂严重。

二、诊断要点

有明显外伤史,伤后膝前方疼痛、肿胀,膝关节活动障碍。检查时在髌骨处有明显压痛,粉碎性骨折可触及骨擦感,横行骨折有移位时可触及一凹沟。膝关节正侧位 X 线片可明确诊断。

X 线检查时需注意:侧位片虽然对判明横行骨折以及骨折块分离最为有用,但不能了解有无纵形骨折以及粉碎性骨折的情况。而斜位片可以避免髌骨与股骨髁重叠,既可显示其全貌,更有利于诊断纵形骨折、粉碎性骨折及边缘骨折。斜位摄片时,若为髌骨外侧损伤可采用外旋 45°位,如怀疑内侧有损伤时,则可取内旋 45°。如临床高度怀疑有髌骨骨折而斜位及侧位 X 线片均未显示时,可再照髌骨切位 X 线片。

三、治疗方法

髌骨骨折属关节内骨折,在治疗时必须达到解剖复位并修复周围软组织损伤,才能恢复伸膝装置的完整,防止创伤性关节炎的发生。

(一)整复固定方法

1.手法整复外固定

(1)整复方法:复位时先将膝关节内积血抽吸干净,注入 1％普鲁卡因 5～

10 mL,起局部麻醉作用,而后患膝伸直,术者立于患侧,用两手拇示指分别捏住上下方骨块,向中心对挤即可合拢复位。

(2)固定方法。①石膏固定法:用长腿石膏固定患膝于伸直位。若以管型石膏固定,在石膏塑形前摸出髌骨轮廓,并适当向髌骨中央挤压使骨折块断面充分接触,这样固定可靠,可早期进行股四头肌收缩锻炼,预防肌肉萎缩和粘连。外固定时间不宜过长,一般不要超过6周。髌骨纵形骨折一般移位较小,用长腿石膏夹固定4周即可。②抱膝圈固定法:可根据髌骨大小,用胶皮电线、纱布、棉花做成套圈,置于髌骨处,并将四条布带绕于托板后方收紧打结,托板的两端用绷带固定于大小腿上。固定2周后,开始股四头肌收缩锻炼,3周后下床练习步行,4~6周后去除外固定,做膝关节不负重活动。此方法简单易行,操作方便,但固定效果不够稳定,有再移位的可能,注意固定期间应定时检查纠正。同时注意布带是否压迫腓总神经,以免造成腓总神经损伤。③闭合穿针加压内固定:适用于髌骨横形骨折者。方法是皮肤常规消毒、铺巾后,在无菌操作下,用骨钻在上下骨折块分别穿入一根钢针,注意进针方向须与髌骨骨折线平行,两根针亦应平行,穿针后整复。骨折对位后,将两针端靠拢拉紧,使两骨折块接触,稳定后再拧紧固定器螺钉,如无固定器亦可用不锈钢丝。然后用乙醇纱布保护针孔,防止感染,术后用长木板或石膏托将膝关节固定于伸直位(图4-2)。④抓髌器固定法:方法是患者取仰卧位,股神经麻醉,在无菌操作下抽净关节内积血,用双手拇示指挤压髌骨使其对位。待复位准确后,先用抓髌器较窄的一侧钩刺入皮肤,钩住髌骨下极前缘和部分髌腱。如为粉碎性骨折,钩住其主要的骨块和最大的骨块,然后再用抓髌器较宽的一侧,钩住近端髌骨上极前缘即张力带处。如为上极粉碎性骨折,先钩住上极粉碎性骨块,再钩住远端骨块。注意抓髌器的双钩必须抓牢髌骨上下极的前侧缘。最后将加压螺旋稍加拧紧使髌骨相互紧密接触。固定后要反复伸屈膝关节以磨造关节面,达到最佳复位。骨折复位后应注意抓髌器螺旋盖压力的调整,因为其为加压固定的关键部位,松则不能有效地维持对位,紧则不能产生骨折自身磨造的效应(图4-3)。⑤髌骨抱聚器固定法:电视X线透视下无菌操作,先抽尽膝关节腔内积血,利用胫骨结节髌骨外缘的关系,在胫骨结节偏内上部位,将抱聚器的下钩刺穿皮肤,进入髌骨下极非关节面的下方,并向上提拉,确定是否抓持牢固。并用拇指后推折块,让助手两手拇指在膝关节两旁向后推挤皮肤及皮下组织以矫正翻转移位。将上针板刺入皮肤,扎在近折块的前侧缘上,术者一手稳住上下针板,令助手拧动上下手柄,直至针板与内环靠近,术者另一手的拇指按压即将接触的折端,并扣压内外侧缘,以防侧方错位,并加压固定。再利用髌骨沿股间窝下滑、膝关节伸屈角度不同和髌股关节接触面的变化,伸屈膝关节,纠正残留成角和侧方移位。应用髌骨抱聚器治疗髌骨骨折具有骨折复位稳定、加速愈合、关节功能恢复理想的优点(图4-4)。

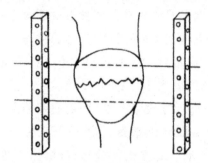

图4-2 闭合穿针加压内固定

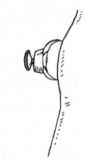

图4-3 抓髌器固定法

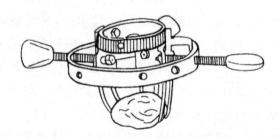

图4-4 髌骨抱聚器固定法

2.切开复位内固定

切开复位内固定适用于髌骨上下骨折块分离在 1.5 cm 以上、不易手法复位或其他固定方法失败者。方法是在硬膜外麻醉或股神经＋坐骨神经阻滞麻醉下,取膝前横弧形切口,切开皮肤皮下组织后,即进入髌前及腱膜前区,此时可见到髌骨的折面及撕裂的支持带,同时有紫红色血液由裂隙涌出,吸净积血,止血,进行内固定。目前以双 10 号丝线、不锈钢丝、张力带钢丝固定为常用(图4-5)。

(二)药物治疗

髌骨骨折多瘀肿严重,初期可用利水逐瘀法以祛瘀消肿,具体方药参照股骨颈骨折。若采用穿针或外固定器治疗者,可用解毒饮加泽泻、车前子;肿胀消减后,可服接骨丹;后期关节疼痛活动受限者,可服养血止痛丸。初期肿胀严重者,可外敷消肿散。无移位骨折,可外贴接骨止痛膏。去固定后,关节强硬疼痛者,可按摩展筋丹或展筋酊,并可用活血通经舒筋利节之苏木煎外洗。

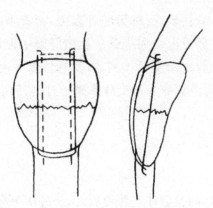

图 4-5　张力带钢丝内固定

（三）功能康复

复位固定肿胀消退后，即可下床活动，让膝关节有小量的伸屈活动，使髌骨关节面得以在股骨滑车的磨造中愈合，有利于关节面的平复。2～3 周，有托板固定者应解除，有限度地增大膝关节的活动范围。6 周，骨折愈合去固定后，可用指推活髌法解除髌骨粘连，以后逐步加强膝关节屈伸活动锻炼，使膝关节功能早日恢复。

第七节　胫骨平台骨折

胫骨平台骨折在普通人群中较为常见。体育运动中，如高速极限运动及高处坠落亦有发生。胫骨平台骨折多数涉及负重关节面，常合并韧带及半月板损伤。在诊断和治疗中既要考虑关节面的精确对位，又要创造条件，争取关节的早期功能活动。

一、功能解剖

胫骨平台似马鞍形，是支持和承重股骨髁的主要结构。胫骨平台内侧缘有内侧副韧带及比目鱼肌附着点，内侧面稍下有缝匠肌、股薄肌及半腱肌附着其上。外侧缘与腓骨小头之间为骨间缘，与腓骨小头关节面组成上胫腓关节。外侧缘稍凹处有胫前肌附着，腓骨小头有外侧副韧带附着其上。胫骨平台正面观呈凹形,有内外半月板镶嵌其上。

内外平台之间有一骨性隆起,称为胫骨隆突,上有半月板前后角、前后交叉韧带附着点及胫骨棘。胫骨上端周缘骨皮质较胫骨中段骨皮质薄弱,平台骨皮质内纵向骨小梁与横向骨小梁交叉排列,以支撑体重。由于外侧平台骨小梁密度低于内侧平台,又因膝外侧容易遭受外来暴力打击,所以外侧胫骨平台骨折较内侧多见。

二、损伤机制及分类

(一)压缩并外展

运动员从高处坠落,膝关节伸直并外展,由于外侧平台外侧缘较股骨外髁宽约 0.5 cm,股骨外髁如楔子插向外侧平台,形成平台塌陷或劈裂骨折(图 4-6)。塌陷骨折块挤压腓骨头,造成腓骨头或腓骨颈骨折。若外翻幅度大,可同时发生内侧副韧带和前交叉韧带断裂。

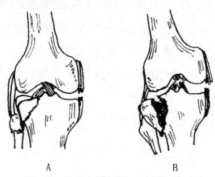

图 4-6　压缩并外展致胫骨外髁骨折
A.胫骨外髁塌陷骨折;B.胫骨外髁劈裂骨折

(二)压缩并内收

运动员从高处坠落,膝关节伸直并内收,由于股骨内髁与胫骨内侧平台的边缘基本对齐,股骨内髁冲压股骨平台,致使胫骨内侧平台塌陷骨折。骨折后因内侧副韧带的牵拉作用,骨折块向内、向下移位(图 4-7)。若内收严重,可合并发生腓骨头撕脱骨折或腓总神经损伤。

(三)垂直压缩

运动员从高处坠落,足跟下地,股骨内外髁垂直撞击胫骨平台,地面的反作用力使胫骨平台由下向上加大撞击力,造成内外两侧平台分离骨折或粉碎性骨折(图 4-8)。坠跌落地若同时伴有外翻力,外侧平台损伤较重或移位较多;若同时伴随内收力,则内侧平台损伤较重。

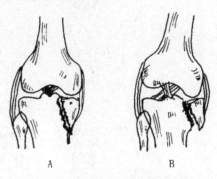

图 4-7 压缩并内收致胫骨内髁骨折

A.胫骨内髁塌陷骨折;B.胫骨内髁塌陷骨折合并旋转移位

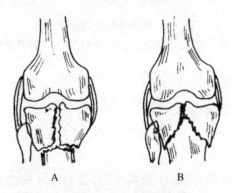

图 4-8 膝部垂直压缩致胫骨双髁骨折

A.胫骨髁 T 形骨折;B.胫骨髁 Y 形骨折

三、分类

(一)Hohl 将胫骨平台骨折分为六型

Ⅰ型:骨折无移位。

Ⅱ型:骨折处部分压缩。

Ⅲ型:胫骨髁劈裂压缩骨折。

Ⅳ型:髁部压缩。

Ⅴ型:髁部劈裂骨折。

Ⅵ型:胫骨平台严重粉碎性骨折(图 4-9)。

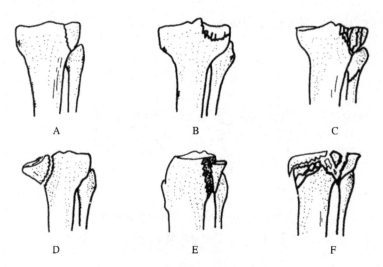

图 4-9　胫骨髁骨折 Hohl 分型

A.骨折无移位；B.部分压缩；C.劈裂压缩；D.全髁压缩；E.劈裂骨折；F.粉碎性骨折

(二)Morre 分类法

它将胫骨平台骨折分为两大类。

(1)平台骨折：①轻度移位；②局部压缩；③劈裂压缩；④全髁压缩；⑤双髁骨折。

(2)骨折脱位：①劈裂骨折；②全髁骨折；③边缘撕脱骨折；④边缘压缩骨折；⑤四部骨折(图 4-10)。

四、症状及诊断

(一)损伤史

强大暴力作用于膝部的损伤史，如高处坠落损伤等。

(二)胀肿疼痛

膝部肿胀，疼痛剧烈，严重者有膝外翻或膝内翻畸形。

(三)功能障碍

膝关节及小腿功能障碍或丧失，不能站立行走。膝关节有异常侧向活动。

(四)X 线检查

X 线检查可显示骨折形式或骨折块移位的方向。部分病例若仅有轻微塌陷骨折，X 线片难以显示。分析膝关节 X 线片时应注意以下几点。①膝关节面切线:膝关节 X 线正位片,股骨关节面切线与胫骨关节面切线成平行关系。股骨纵轴与股骨关节面切线外侧夹角,正常值为 75°~85°。胫骨纵轴与胫骨关节面连线的外侧夹角为 85°~100°。膝关节内外侧副韧带损伤、胫骨髁骨折移位或膝外翻时这种关系紊乱(图 4-11)。②膝反屈角:膝关节 X 线侧位片,胫骨纵轴线与胫骨关节面连线后方之夹角为膝反屈角,正常值<90°。可以此衡量胫骨平台骨折移位及复位情况(图 4-12)。

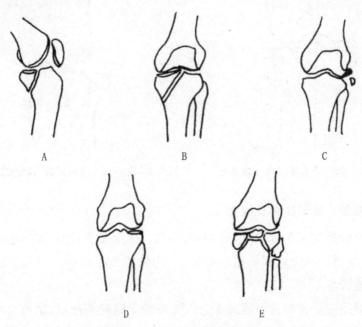

A

B

C

D

E

图 4-10 胫骨髁骨折 Morre 分类

A.劈裂骨折;B.全髁骨折;C.边缘撕脱骨折;D.边缘压缩骨折;E.四部骨折

胫骨平台关节面正常时后倾 10°~15°,故摄取正位片时球管也应后斜 10°~15°,这样能更好地显示平台情况。有时须加拍左右斜位片,以防漏诊。

(五)CT 及 MRI 检查

CT、MRI 检查清晰地显示关节面破坏情况及骨折移位的细微变化,可以客观地评估关节面压缩程度及骨折块的立体形状,从而为选择治疗方案提供依据。

五、治疗

胫骨平台骨折的治疗目的是解剖对位,恢复关节面的平整,维持轴向对线,修复韧带和半月板的损伤,重建关节的稳定性。

胫骨平台骨折有各种治疗方法，观点各有不同。确定治疗方案应根据患者全身情况、运动项目、年龄、有无合并损伤、骨折类型和程度等全面考虑，综合分析。

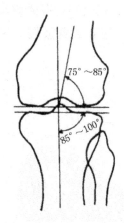

图 4-11　膝关节面切线与外侧夹角

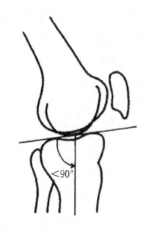

图 4-12　膝反屈角，正常值＜90°

（一）无移位或轻度移位骨折

无移位骨折均可保守治疗，如 Hohl Ⅰ型。抽净关节积血，加压包扎，以石膏托制动3～4周。固定期间每周进行1～2次膝关节主动伸屈活动，负重行走应在8周后进行。

轻度塌陷及侧方移位不超过1 cm，膝关节无侧向不稳定，也可非手术治疗，如 Hohl Ⅱ型。石膏托固定4～6周，固定期间进行股四头肌舒缩活动，每周进行1～2次膝关节主动伸屈活动。伤后8周膝部伸屈幅度应达到正常或接近正常。

（二）塌陷劈裂骨折

胫骨平台骨折塌陷明显或劈裂，如塌陷超过1 cm，关节不稳或合并膝关节交叉韧带损伤、侧副韧带损伤，宜手术切开内固定。如有神经-血管损伤，应首先处理。侧副韧带及交叉韧带损伤应以可靠方式重建。对于一些塌陷明显的骨折，虽已将其撬起复位固定，由于下方空虚，复位后有可能又回复到原来塌陷的位置。如平台塌陷严重，复位后空隙较大，须用骨松质或人工骨充填。若关节面已严重粉碎或不复存在，可将与胫骨髁关节面相似的髂骨软骨面放在关节面的位置上，下方空隙处填以骨松质，填实嵌紧，然后实施内固定（图4-13）。胫骨髁骨折可采用骨松质螺钉加骨栓内固定（图4-14），也可以支撑钢板内固定。胫骨双髁严重粉碎性骨折可采用支撑钢板加骨栓内固定（图4-15）。此类骨折内固定要坚固可靠,防止因骨折块松动而导致关节面错位。术后第 2 周开始,每周安排 1～2 次股四头肌主动伸屈活动。术后外固定 3～4 周拆除,行膝关节伸屈练习直至正常活动。

胫骨平台骨折如合并骨筋膜室综合征,应早期切开筋膜室减压,避免肢体因血液循环障碍而坏死。

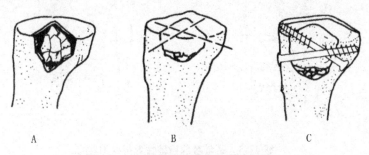

图 4-13　胫骨髁塌陷骨折植骨内固定
A.胫骨内髁塌陷骨折;B.先以克氏针将植骨块临时固定;C.螺钉交叉内固定

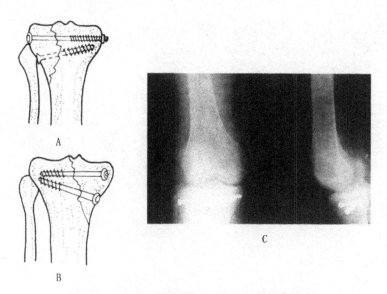

图 4-14　胫骨单髁骨折骨松质螺钉加骨栓内固定
A、B.胫骨单髁骨折骨松质螺钉加骨栓内固定;C.胫骨单髁骨折骨松质螺钉内固定术后 X 线片

(三)关节镜监测下复位固定

通过关节镜监测可了解平台塌陷状况及有无韧带、半月板损伤。关节外开窗撬拔复位,植骨加支撑钢板固定,在关节镜辅助监测下可了解复位情况,关节

面是否平整等。韧带或半月板损伤可在关节镜下修复或切除。利用关节镜手术可减少创伤干扰,有利于膝关节功能的尽快恢复。

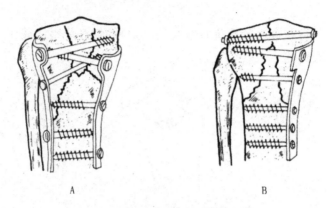

A   B

图 4-15　胫骨双髁粉碎性骨折内固定

A.胫骨双髁骨折双钢板内固定;B.胫骨双髁骨折钢板加骨栓内固定

第五章

脊椎退变性疾病

第一节　颈椎间盘突出症

颈椎间盘突出症(CDH)并不少见,长期以来,本病主要根据临床表现和X线片上受累颈椎间隙的退变程度作出诊断,往往延误诊断和治疗,自从MRI问世,诊断准确性明显提高。

一、分类

(一)定义

颈椎间盘突出症是指颈椎间盘发生退变,受到一定的外力作用后可引起纤维环和后纵韧带破裂,髓核突出而引起颈髓或神经根受压的一系列临床表现,它与颈椎病属于两种不同病理变化的颈椎疾病。

(二)分类

1.根据病程分类

(1)急性颈椎间盘突出症:指有轻重不等的颈部外伤史,影像学检查证实有椎间盘破裂或突出而无颈椎骨折或脱位,并有相应临床表现。

(2)慢性颈椎间盘突出症:无明显诱因缓慢发病或因为颈部姿势长期处于非生理位置,如长期持续低头作业者、不良睡眠姿势者等。

2.根据症状分类

(1)神经根型:颈神经根受累所致。

(2)脊髓型:是椎间盘突出压迫脊髓引起的,临床中主要以此类多见。

(3)混合型:同时表现以上两种症状。

二、诊断与鉴别诊断

(一)诊断

患者突然遭受到意外力量作用或颈椎突然快速屈伸旋转运动,立即出现颈脊髓或颈神经根受压的临床症状,此前多无任何症状或仅轻微颈部不适的患者,再结合影像学检查,主要结合 MRI,即可诊断颈椎间盘突出症。

(二)鉴别诊断

1.颈椎病

临床将颈椎间盘突出症和颈椎病根据以下几点区分。

(1)颈椎间盘突出症大多数发生在 40～50 岁;颈椎病多发生在 50 岁以上,以 50～60 岁多见。

(2)颈椎间盘突出症常有外伤病史,突然发病,及时治疗恢复快;颈椎病病情多数逐渐加剧恶化,治疗恢复慢。

(3)颈椎间盘突出症者椎间盘退变轻,节段少;颈椎病退变明显,为多节段。

2.颈椎椎管狭窄症

颈椎椎管狭窄症多为先天性,年轻时就出现症状,X 线片显示椎管骨性狭窄;颈椎间盘突出症者多为后天性,年龄多在 40～50 岁,X 线片无骨质性椎管狭窄症。

三、治疗

颈椎间盘突出症的治疗方案的选择主要依据临床表现。

(一)非手术治疗

1.适应证

颈椎间盘突出症的适应证主要包括:①仅有局部症状或轻度神经根症状的患者。②拒绝手术的患者。③手术后恢复期的患者。

2.方案

非手术治疗是系统的、循序渐进的连续过程,常常需多种治疗方法联合运用,治疗中要有医师指导。

(1)颈部制动:减少椎间关节的活动,缓解颈部肌肉痉挛,消除颈肩疼痛,佩戴颈围可达到效果。

(2)纠正不良姿势:不良工作姿势和睡眠姿势,时间长颈部肌肉僵直,张力过高,容易致颈肌群和韧带劳损,加重退变。工作时需经常改变颈部姿势,适当自我按摩。睡觉需将头颈部都着枕,使颈椎处于生理曲线状态。

(3)头颈牵引:头颈牵引可限制颈部活动,消除颈椎负荷,解除头颈肌肉痉挛,减轻脊髓神经根及椎间盘充血、水肿,恢复颈椎正常曲线。

(4)解痉镇痛药治疗:解痉镇痛药种类多,需医师指导。常用非甾体抗炎药物和中草药,有时短期可用些脱水剂、激素等。

(二)手术治疗

1.前路椎间盘切除融合术

对保守治疗无效、顽固性疼痛、神经症状进行性加重者行手术治疗。中央型和出现神经根受压突出物近椎间孔的旁中央型行前路颈椎间盘切除融合术,多用于中下颈椎间盘突出症。

2.后路椎间盘切除术

后路椎间盘切除术适用于颈椎间盘侧方突出型,此型出现单侧脊神经根症状,影像学可显示椎间孔受压。术中操作应小心,避免压迫脊髓或过度牵拉神经根。

3.人工椎间盘置换术

随着椎间盘突出症技术的发展,新的治疗手段不断出现,有些术者使用椎间融合器(如 Cage)取代人体骨,行椎间融合。同时人们更希望能保留椎间盘功能,椎间盘假体运用随之产生,并成为椎间盘突出症治疗的一种趋势。

(1)操作:手术治疗与颈椎间盘突出前路椎间盘切除融合术有类似之处,椎间盘切除后,根据椎体解剖特征用分度器定位,选择合适大小 Bryan 颈椎间盘假体,再打磨终板,使研磨过的椎体终板与假体达到几何形匹配,这样假体在前后、侧方、旋转中能和椎体达到稳定。

(2)结果:手术患者运动、感觉都非常好。

(3)并发症:脑脊液漏少见,在椎间盘后侧切除时细心可避免。脊髓损伤、硬膜外血肿、神经根受压不多见,这与假体选择无关。

第二节 胸椎管狭窄症

一、定义与病理

胸椎管狭窄症是由胸椎先天发育性、后天退变性等因素引起的胸脊髓及节段神经根受压所导致的一系列临床综合征,是一类以上运动神经元受损为主要特征的胸段脊髓压迫综合征。

胸椎管狭窄症常见病理因素为胸椎黄韧带骨化、胸椎后纵韧带骨化和胸椎椎间盘突出。另外,胸椎椎体后缘骨内软骨结节、弥漫性特发性骨肥厚症、氟骨症等病理因素也常继发胸椎管狭窄症。

(一)胸椎黄韧带骨化

胸椎黄韧带骨化占胸椎管狭窄症的 80%～85%,病因尚不清楚,该病起病隐匿,但发病后病情进展迅速,患者多在 50 岁之前发病。

(二)胸椎后纵韧带骨化

胸椎后纵韧带骨化相对少见,占胸椎管狭窄症的 5%左右。因为胸脊髓腹侧受压,加之胸椎生理性后突,使得传统的后方椎管减压难以达到脊髓退让的效果。另外,骨化的后纵韧带与硬膜粘连也影响后方椎管减压的临床疗效。

(三)胸椎椎间盘突出

胸椎椎间盘突出占胸椎管狭窄症的 15%左右,绝大多数发生在下段胸椎。尸检研究及影像学研究提示无症状的胸椎椎间盘突出占到 11%左右,临床发现的胸椎椎间盘突出常伴有椎间盘钙化,或合并胸椎椎体后缘骨赘、小关节增生、黄韧带肥厚等脊柱退变因素。

二、分类

胸椎管狭窄症的分类目前尚未统一,依据胸椎管狭窄症的病理因素将其分为先天发育性胸椎管狭窄症、退变性胸椎管狭窄症、继发性胸椎管狭窄症。

(一)先天发育性胸椎管狭窄症

先天发育性胸椎管狭窄症解剖学研究显示:多个节段胸椎管的矢状径<15 mm,椎弓根的间距<18.5 mm。患者存在胸椎管狭窄症状,无其他胸椎管狭窄症病理因素存在。

(二)退变性胸椎管狭窄症

退变性胸椎管狭窄症是由于胸椎间盘退变突出、胸椎关节突肥大等病理因素导致的胸椎管狭窄症。

(三)继发性胸椎管狭窄症

继发性胸椎管狭窄症是由于胸椎黄韧带肥厚骨化、胸椎椎板肥厚、胸椎后纵韧带骨化、胸椎椎体后缘骨内软骨结节、弥漫性特发性骨肥厚症、氟骨症等病理因素导致的胸椎管狭窄症。

临床上胸椎管狭窄症有 80%～85% 的患者因胸椎黄韧带骨化病理因素所引起，5% 的患者因后纵韧带骨化病理因素所引起。根据黄韧带骨化的影像学资料，将胸椎黄韧带骨化分为孤立型、连续型、非连续型（跳跃型）、复合型。将后纵韧带骨化分为局灶型、连续型、跳跃型。并以此分型来指导临床治疗。

三、诊断与鉴别诊断

胸椎管狭窄症需依据患者的典型病史、临床症状与体征，结合影像学检查资料进行诊断。由于胸椎管狭窄症复杂的病理因素及临床表现，不仅增加了其诊断的复杂性，还容易造成误诊、漏诊。

(一)临床表现

胸椎管狭窄症好发于中、老年人，主要表现为胸脊髓受压的一系列上运动神经元受损的临床表现，该病起病隐匿，但起病后病情进展较快。

1.症状

胸椎管狭窄症早期可表现为胸背部疼痛，但因其没有特异性常常被忽视；也有以肋间神经刺激性疼痛为主诉，伴有肋间神经受累引起的胸腹部感觉异常；多数患者初始症状为行走后出现下肢无力、发僵、发沉、不灵活等脊髓源性间歇性跛行症状。随着病情发展，患者会出现踩棉花感、下肢僵硬、行走困难、躯干及下肢麻木与束带感，麻木感往往由下肢远端逐渐向上发展，晚期可有括约肌功能的改变，出现大、小便功能障碍，表现为尿潴留、尿失禁、性功能障碍等症状，严重者出现完全性瘫痪。合并胸腰段椎管狭窄症时，则可能同时存在上、下运动神经元或神经根损害的表现，如下肢肌肉萎缩等周围性瘫痪症状。

2.查体体征

典型的胸椎管狭窄症体征是病变节段以下浅、深感觉减退，下肢肌张力增高，腱反射活跃或亢进，Babinski 征、Chadock 征等病理征阳性，髌阵挛、踝阵挛阳性。下胸段胸椎管狭窄症和胸腰段椎管狭窄症时体征相对复杂，当病变位于下胸段 T_{10}、T_{11} 水平之上时，受影响脊髓节段位于 L_1 水平之上，患者往往存在髌阵挛、踝阵挛，Babinski 征阳性；当病变位于 T_{11}、T_{12} 水平时，受影响脊髓节段位于 L_5 水平，患者存在踝阵挛、Babinski 征阳性，但髌阵挛阴性；当病变位于 T_{12}～L_1 水平时，受影响脊髓节段位于 S_2 水平，患者 Babinski 征可显示阳性，但髌阵挛、踝阵挛阴性。

(二)辅助检查

1.胸椎 X 线片检查

清晰的 X 线片可发现约 50％的黄韧带骨化或后纵韧带骨化的影像学表现（图 5-1）。

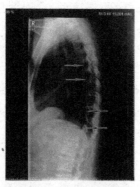

图 5-1　胸椎侧位片

注：箭头所指为后纵韧带骨化，胸椎间盘突出钙化，黄韧带骨化

2.胸椎 CT 检查

胸椎 CT 检查可以清晰显示胸椎骨性椎管、骨化的后纵韧带、骨化的黄韧带及骨化的椎间盘结构，可有效显示骨性椎管的狭窄程度。CT 扫描虽可显示黄韧带骨化的部位、形态、大小和继发性椎管狭窄症程度，并可显示小关节增生、骨化程度，可以作为判断黄韧带骨化的成熟程度和进展趋势的依据，但其有可能遗漏跳跃性或多节段性病变。另外，CT 在评估脊髓受压及髓内信号改变等方面尚具有一定的局限性。

3.胸椎 MRI 检查

胸椎 MRI 检查可清楚地显示整个胸椎椎管的形态，清楚地显示病变的性质、部位、椎管狭窄症程度、脊髓压迫程度和脊髓损害情况。MRI 检查是胸椎管狭窄症最为有效的确诊辅助检查方式。MRI T_2 加权像可以很好地显示脊髓损害程度、骨化范围及多个脊髓受压部位，同时也可以发现预后较差的髓内高信号病变（图 5-2）。但有时 MRI 检查会对骨化的信号显示不够清晰，有漏诊黄韧带骨化病变的风险。部分胸椎管狭窄症是在行颈椎或腰椎 MRI 检查时，偶然发现患者同时存在胸椎后纵韧带骨化、胸椎黄韧带骨化及胸椎椎间盘突出等病理性影像的。

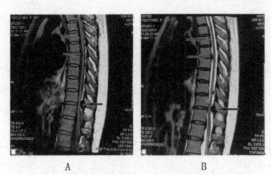

A   B

图 5-2 胸椎矢状位 MRI T_1、T_2加权像

(三)鉴别诊断

胸椎管狭窄症需要详细的病史、症状、体征、影像学表现,并结合鉴别诊断进行进一步确诊。

需要与胸椎管狭窄症相鉴别的疾病主要为颈椎病、颈椎管狭窄症、颈椎后纵韧带骨化症、腰椎管狭窄症及运动神经元病等。鉴别手段首先需要通过详细询问病史、症状及细致的查体明确病变责任节段,然后通过相应的影像学检查(X线片、CT 和 MRI)和神经肌电检查,核实病变的类别、部位、范围和程度,再根据临床表现与影像学的对应关系明确诊断。当患者同时存在颈、胸、腰椎椎管狭窄症表现时,需要分析判断不同部位病变的严重程度及主要临床症状对应的病变责任节段,以便指导临床治疗方案。

详细地询问病史,认真、仔细地进行神经系统查体,是确诊和减少漏诊、误诊的重要手段。另外,胸椎管狭窄症的诊断,需要明确除胸椎骨折或脱位、胸椎原发或继发性肿瘤、胸椎结核或化脓性感染、先天性或后天性胸椎畸形等因素之外引起的胸椎管狭窄症。

四、治疗

(一)治疗原则

(1)当胸椎管狭窄症症状较轻时可给予改善循环药物和神经营养药物对症治疗,一般不主张预防性手术治疗。

(2)当影像学检查显示胸椎管狭窄症且患者胸椎管狭窄症状、体征明显或进行性加重者,应尽早行狭窄节段,特别是症状责任节段椎管及脊髓的减压手术治疗。

(二)胸椎黄韧带骨化的减压手术

(1)层揭薄化法椎管减压术:手术步骤共分为 4 步,①切除棘突及椎板背侧皮质；②切除上关节突的表层；③以电动磨钻将骨化块磨碎；④以蚕食法解除硬膜囊的压迫。

（2）经根黄通道上关节突整块切除术。

（3）经椎弓根全椎板切除术：此术式缺陷是出血较多，并有损伤肋间神经的风险。

(三)胸椎后纵韧带骨化的减压手术

胸椎后纵韧带骨化减压手术的常用术式：①360°脊髓环形减压术；②侧前方入路病灶清除植骨内固定术；③胸椎管后壁切除减压术；④胸椎管后壁切除减压术加后凸矫形术；⑤胸椎前、后方联合入路椎管减压术。

(四)胸椎椎间盘突出脊髓腹侧受压的减压手术

胸椎椎间盘突出脊髓腹侧受压减压的常用术式：①经关节突极外侧入路治疗胸、腰段椎间盘突出术；②经后路寰椎管减压治疗胸椎间盘突出术；③经后路椎体间截骨内固定治疗前方致压型胸椎间盘突出术。

(五)手术并发症及其防治

1.胸脊髓损伤

术前对已经出现明显脊髓功能损害的患者，最好先采用高压氧治疗，以提高受损脊髓对抗创伤反应的能力。

术中电生理监测（包括 MEP 及 SEP）是为胸椎手术提供安全保障、减少脊髓损伤的重要手段，因此手术必须在脊髓运动及体感诱发电位的监护下进行。如术中出现脊髓运动及体感诱发电位变化，则提示脊髓损伤或术后将出现脊髓损伤。

术前 30 分钟给予大剂量的甲泼尼龙冲击，以减少术中脊髓的水肿与减压后可能出现的脊髓缺血再灌注损伤的发生。

胸椎管狭窄症进行减压手术时，应谨慎控制血压。因为经动物实验表明，动脉压的波动会显著影响根动脉的血流速度。如果术中血压过低，易导致脊髓缺血、脊髓缺血再灌注损伤，甚至出现脊髓功能严重恶化的风险。

椎管减压范围一般为病变节段上、下各一椎体节段以保证减压充分。使用高速气动或电动磨钻行椎管后壁切除减压术，在切除胸脊髓致压物的过程中，应严格避免将手术器械伸入椎管内，以免加重脊髓损伤。另外，减压应避免从致压严重区域开始，而宜从周围无狭窄区域逐步减向狭窄区域，以减少对致压严重区域脊髓的再次损伤。

2.硬膜损伤及脑脊液漏

当骨化的黄韧带或后纵韧带与硬膜囊粘连或与硬膜囊同时骨化时，手术切除骨化的黄韧带或后纵韧带容易出现硬膜囊缺损、蛛网膜破裂,出现脑脊液漏。

小范围的硬膜囊缺损可以通过硬膜囊缝合结合生物蛋白胶及人工硬脊膜进行修补。较大范围硬膜囊缺损难以修补时,可采用软组织密集缝合、放置引流管、术后头低脚高位等方法来取得良好的脑脊液漏治疗效果。

对于引流管拔除的时机,有学者主张术后 48 小时内拔除,也有学者主张待软组织有初步愈合后再拔除,但是长时间放置引流管有椎管内感染的风险,因此建议围术期应用能够通过血-脑屏障的抗生素预防感染。

3.椎管减压术后脊柱不稳、继发性后凸畸形、继发性脊髓损伤

生理状态下,胸脊髓在胸段脊柱生理后凸状态下略微贴附于椎管前壁,而当后纵韧带骨化或其他因素导致后凸加重时,脊髓就更贴近于椎管前壁,使得单纯后方减压所产生的脊髓向后漂移程度减小,影响手术的总体疗效。而胸椎管狭窄症的手术减压方式又大多破坏了正常脊柱结构的生物力学稳定性,增加了脊柱不稳及继发性后凸畸形的风险。因此,胸椎后凸矫正及内固定不仅能维持脊柱的稳定,增加脊髓向后漂移的程度,而且可以短缩脊柱,降低脊髓的张力,还能增加脊髓血运,促进脊髓功能的恢复。

(六)手术疗效与远期预后

胸椎管狭窄症患者预后效果总体呈下降趋势,即患者术后近期疗效多优良,而远期疗效则逐渐下降。影响胸椎管狭窄症术后疗效的因素较多,其中包括病程长短、患者年龄、胸椎管狭窄症的分型、手术的节段、椎板切除的数量及是否合并影响神经系统的全身骨化性疾病等。研究发现:①胸椎管狭窄症患者的病程和疗效呈负相关。病程<1 年的患者,神经功能改善率明显优于病程≥1 年者;②胸椎管狭窄症患者手术时的年龄<60 岁者,手术疗效明显优于年龄≥60 岁者,其原因可能与老年患者脊髓受损后修复能力较差有一定关系;③胸椎管狭窄症患者手术节段累及胸腰段者,术后疗效较椎管狭窄症仅局限于中上胸椎者差,这可能与术后胸椎张力带结构破坏、胸椎后凸加重有关;④胸椎管狭窄症患者MRI 成像(MRI)检查显示,脊髓内信号改变常提示神经功能预后不良,其中MRI T_2 加权像高信号改变较 T_1 加权像低信号改变更有意义;⑤胸椎管狭窄症患者合并糖尿病者,神经功能改善率明显低于血糖正常患者,其原因可能是糖尿病患者常合并自身代谢障碍和一定的微循环障碍,影响了神经功能的修复。另外,当患者合并氟骨症时,即使手术使近期疗效满意,但其远期的疗效和预后仍不明确。

第三节 腰椎间盘突出症

由于腰椎间盘内部压力的作用,髓核组织使变性的纤维环凸起或通过破裂的纤维环疝出,压迫和刺激邻近的神经根和硬膜囊,产生腰腿痛等症状,称为腰椎间盘突出症。腰椎间盘突出症是脊柱外科常见疾病。正常人群发病率为$0.1\%\sim0.5\%$。男性稍多于女性,与男性从事的劳动强度大有关,左侧突出者比右侧多,左右之比约$1.5:1$。高发年龄为$20\sim40$岁,约占80%。

一、解剖及生理功能

椎间盘是人体内没有血管供应的最大解剖结构,人类有5个腰椎间盘,超过95%的椎间盘突出发生在$L_4\sim L_5$和$L_5\sim S_1$间隙。椎间盘位于椎骨之间,由髓核、纤维环和软骨终板组成,具体的作用如下所述。

(一)连接上下椎体

椎间盘连接上下相邻的两个腰椎椎体,并使两个腰椎椎体之间具有一定的活动度,形成所谓的"功能单位"。

(二)保持脊柱腰段的高度

正常情况下,所有椎间盘的高度之和占整个脊柱高度的$1/5$,因此腰椎间盘维持了脊柱腰段的高度。

(三)维持脊柱腰段的生理曲线

由于腰椎间盘具有前方厚、后方薄的特点,因此脊柱腰段呈现生理性前凸。这种生理性前凸具有较重要的生物力学意义。

(四)保持椎间孔孔径、容积大小及关节突关节的间距

正常情况下,腰椎间盘高度可使腰椎间孔与其间穿行的脊神经保持良好的空间关系,此时腰椎间孔的孔径通常为脊神经根直径的$3\sim10$倍。但是椎间盘突出时,腰椎间孔的孔径和容积变小,导致椎间孔内神经根受压或受刺激而出现腰腿痛等一系列症状。另外,腰椎间盘变窄后,关节突关节的间距也会发生相应的改变,并逐渐出现关节突的松动和骨质增生(图5-3)。

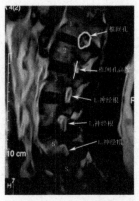

图 5-3　MRI 经椎间孔矢状断层(T_2加权像)
每个椎间孔内的神经根因其周围的脂肪存在而清晰可见；
L_5S_1椎间盘极外侧型突出，L_5椎间孔内的神经根受压，神
经根周围脂肪消失，神经根不显示

(五)缓冲减震作用

椎间盘的弹性及良好的形变，使其具有缓冲减震效应。在人体跳跃、高处跌落等身体垂直运动或肩、背、腰部突然负荷重物等活动时，髓核的流体力学能将上部体重均匀地传至下位椎体表面，可产生吸收震荡及逐渐减压的作用，以达到缓冲的目的。

二、病理改变

腰椎间盘退变是腰椎间盘突出症发生的病理基础，分为3个主要阶段。

(一)突出前期

此期髓核因退变和损伤变成碎块状物或呈瘢痕样结缔组织，变性的纤维环坚固性降低，变薄变软，甚至产生裂隙。此期患者临床上表现出腰部不适或疼痛，无下肢的放射痛。

(二)突出期

在各种诱因下，变性的髓核便可以从纤维环薄弱处或破裂处突出，压迫神经产生腰腿痛等一系列临床症状。在突出期可分3种类型。①膨出型：纤维环完整，膨出的髓核在相邻椎体后缘之间，可不引起临床症状；②突出型：突出的髓核被仅剩的很薄的纤维环外层所约束，一般会压迫相应的神经根而产生严重的临床症状；③脱出游离型：纤维环完全破裂，突出的髓核穿过纤维环和后纵韧带，髓核碎片游离于椎管内，甚至远离原间隙，可导致出现广泛的马尾神经受压症状。

(三)突出晚期

病程较长者,突出的髓核逐渐纤维化或钙化。

三、临床表现

(一)症状

1.腰痛

大部分患者诉腰痛,痛的程度与活动、体位有明显关系,卧床休息时疼痛减轻。但有部分患者直至确诊时仍无腰痛症状。这部分患者,检查时还是可以发现腰部体征的。

2.下肢痛

沿坐骨神经走行的放射痛,是绝大部分患者的主要症状。

3.下肢麻木感

主诉下肢麻木者极少,但疼痛伴有麻木感者甚多。

4.跛行

由于疼痛患者出现跛行步态。

5.马尾综合征

巨大的中央型腰椎间盘突出可出现会阴部麻木、尿潴留及足下垂等症状。其恢复常是不完全的。

(二)体征

1.站姿和步态

重症患者站立时骨盆倾斜,躯干侧倾如板状僵硬,常有跛行步态。

2.腰椎生理

腰椎前凸减小甚至消失,少数有后凸;40％以上患者腰椎有轻度侧弯,侧弯常是防御性的,立位时存在,卧位时多可消失。

3.腰肌紧张

腰肌紧张为防御性反射性肌痉挛,重症者均较明显。

4.腰部压痛

压痛点位于患病的棘突间隙和椎板间隙,并可引起患侧的坐骨神经放射痛。

5.坐骨神经路径上的压痛

坐骨神经路径上的疼痛部位包括臀部、腘窝、腓骨小头等。

6.直腿抬举试验

患者仰卧床上,膝伸直位屈髋关节至任何角度产生沿坐骨神经走向的疼痛和腘绳肌痉挛为阳性,此检查为腰椎间盘突出症最常用的检查。

四、影像学表现

CT 和 MRI 的出现,使得椎间盘突出的病理改变变得清晰而明了。而 X 线片对于疾病的诊断价值变得不再重要,主要用来确定腰椎的数目及有无解剖学变异。

五、分型

自从 20 世纪 80 年代以来,随着 CT、MRI 的推广及水溶性造影剂的广泛应用,腰椎间盘突出的影像学资料大为丰富,从而出现了很多分类方法,但归纳起来不外乎有两种。一是根据影像学及病理形态的分类,就其突出部位分:中央型;偏旁型;极外侧型。就其程度分:膨出型;突出型;脱出型。从手术病理所见分:凸起型;破裂型;游离型。二是根据临床表现进行的分型:侧弯型;跛行型;马尾综合征型;椎管狭窄症型。

六、诊断与鉴别诊断

对典型病例的诊断,结合病史、查体和影像学检查,一般多无困难,尤其是在 CT 与 MRI 技术广泛应用的今天。如仅有 CT、MRI 表现而无临床症状,不应诊断本病。腰椎间盘突出症做出诊断后可以进行评分分型,以明确治疗方法。由于引起腰腿痛的疾病很多,所以腰椎间盘突出症必须和以下疾病做出鉴别。

(一)梨状肌综合征

梨状肌综合征是引起急慢性坐骨神经痛的常见疾病。一般认为,腓总神经高位分支,自梨状肌肌束间穿出或坐骨神经从梨状肌肌腹中穿出。当梨状肌受到损伤,发生充血、水肿、痉挛、粘连和挛缩时,该肌间隙或该肌上、下孔变狭窄,挤压其间穿出的神经、血管,而出现的一系列的临床症状和体征,称为梨状肌综合征。没有腰部症状和体征,发病率少。梨状肌综合征所引起的坐骨神经痛与腰椎间盘突出症的坐骨神经痛之间有明显的区别,前者臀点压痛明显,有时可触到梨状肌部软性团块,直腿抬举试验均可为阳性,但挺腹试验阴性,足可鉴别。

(二)腰椎管狭窄症

椎间盘突出症大多突然发病,患者大多能回忆起确切发病时间。一般仅累及一根神经根,出现一侧腰腿痛,又沿神经根分布,具有明显的定位体征。而腰椎管狭窄症不单纯是椎间盘改变,而又还有关节突、韧带等其他结构的退变、老化等病理变化,最终导致容纳马尾神经和神经根的腰椎管空间狭窄而致神经受压出现症状,腰椎管狭窄症一般为多个节段的狭窄,它的病程一般也较腰椎间盘突出症长。很少有下肢放射痛,其典型表现是间歇性跛行。

(三)腰骶椎肿瘤

若起病缓慢、症状持续加重者,需与腰骶椎肿瘤相鉴别,腰骶椎是肿瘤的好发部位,当拟诊为椎间盘突出症患者出现有异于常见的症状与体征,难以用腰椎间盘突出症来解释,且疼痛进行性加重、休息后不缓解、神经根受累范围广,此时,必须考虑有肿瘤的可能。

七、治疗

腰椎间盘突出症的治疗分为非手术治疗和手术治疗,还有介于两者之间的介入治疗。80%以上的病例采用非手术治疗。

(一)非手术治疗

1.卧床休息

睡卧硬板床是一切非手术疗法的基础。

2.理疗

一切透热治疗均适用,目的是改善局部血液循环,消除炎症与水肿,促进代谢产物的吸收,减轻对神经根的压迫和刺激,缓解肌肉紧张。如超短波、红外线照射等。

3.针灸

循经取穴,强刺激,有镇痛作用。

4.非甾体抗炎药及神经营养药物

维生素 B_1、维生素 B_{12}、塞来昔布等。

5.牵引

一种为持续性腰椎牵引,一种为间断牵引。

6.推拿按摩

推拿按摩为中医学的一项有效疗法,其疗效随施行手法而不同。

7.封闭

封闭包括痛点封闭和硬膜外封闭。

(二)手术治疗

后路手术经后正中切口,切开椎管后壁,绕过硬膜囊,处理突出的椎间盘。首先行椎管切开术,具体的方法有以下几种。

1.开窗法

开窗法适用于单一节段后外侧椎间盘突出。在椎板间隙放宽时,只切除黄韧带即可;椎板间隙窄时则需切除上位椎板下缘或下位椎板上缘。

2.半椎板切除术

若两节段椎间盘突出,虽然可以分别施行两处开窗术,但亦可施行半椎板切除术,使暴露过程时间缩短。自两突出节段之间的椎板棘突基底至上、下关节突内线,切除椎板及其上、下位的黄韧带,即可充分显露两节段椎间盘的后外侧部。

3.全椎板切除术

全椎板切除术适用于中央型较大突出。先切除棘突,然后切除全椎板,两侧至关节突内线。从较方便的椎板下缘向上切除,连同上、下方的黄韧带一并切除,得到两个节段椎间盘的充分显露。根据突出情况,从硬膜囊一侧绕过,处理椎间盘。必要时可切开硬膜,分开马尾神经,直达椎间盘后方。这种必要性,很少遇到。

4.双 L 形截骨术

双 L 形截骨术适用于极外侧突出。①黄韧带切除。在充分保护椎管内结构的措施下,先做上位椎板外侧和下关节突内缘的 L 形截骨,然后再截除下位椎板外侧和上关节突内缘,必要时根据突出部位、侧隐窝狭窄情况、椎间孔大小等切除关节突或椎弓根,直至神经根的压迫、粘连得以充分解除。②进行突出结节的显露与切开。神经根充分松解后向内轻轻拉开,腋部突出时可越过突出顶部将神经根拉向内侧;若突出大,跨越困难,可先切开突出结节,处理其部分内容后将神经根拉向内侧。在神经根拉钩的保护下,切开突出结节顶部。在做"十"字切开时,应以尖刀背向神经根刺入。做圆形开窗时,无论用尖刀或环钻,都应注意保护神经根。③摘除髓核。硬膜外脱出时,不待切开,即见突出顶部呈喷发状,直通入椎间盘内,韧带下型及其他各型在切开硬膜后即可见部分涌出,以髓核钳伸入椎间隙摘取髓核组织,并以小刮匙刮除,至无髓核组织可摘除为度。无论用什么办法也还是部分或大部分髓核摘除,总有处于"死角"处的部分残留。髓核钳和小刮匙进入椎间隙的深度应严格控制,不得超过 3 cm,否则可插到脊椎前方损伤大血管,造成难以控制的大出血。结束手术。"十"字切开的纤维环四个角状瓣要切除,椎间盘腔内以生理盐水冲洗,清除残屑,彻底止血,切口按层缝合。切开硬膜者必须仔细缝合硬膜。根据情况决定是否放置橡皮膜或负压引流管。

术后应卧板床 3～4 周。在引流无出血后即可开始做直腿抬举动作练习,以活动神经根,防止粘连,创伤疼痛消除后即开始腰背肌锻炼。不主张早期起床。应按创伤愈合过程设置科学的恢复方案。

经长期系统非手术疗法无效、复发、再发或因特殊情况不适合非手术疗法者,宜尽早手术。一般在局部麻醉下施行,出血少,术野清晰,保存了神经根的痛觉(显露阶段),可防止神经根的误伤,对手术定位亦有帮助。椎管开放方式应根据显露需要,不拘泥一定格式。突出小、位置在后外侧的突出、椎板间隙比较宽时,只切除结韧带即可。

手术并发症:文献曾有多种并发症的报道。感染,重者可致椎间盘炎、脊椎骨髓炎。神经根或马尾神经损伤甚至可发生截瘫,此多为出血、椎管内积血压迫所致。亦有大出血的报道,如出现硬膜破裂等。

第四节　腰椎管狭窄症

一、定义与病理机制

(一)定义

腰椎管狭窄症是指中央椎管、侧方隐窝及神经根管任意部位狭窄所引起的临床症状群。狭窄可以是局限的,也可能是较广泛的。其可能是骨组织造成的,亦可能是因软组织引起。有时硬脊膜本身的瘢痕硬化也可造成狭窄。本病由Verbiest 首先提出,1970 年后,有关本病的临床报告增多,在诊断及治疗方面有了更深入的了解。

(二)病因和病理

神经组织代谢旺盛,在支配下肢活动时,耗氧量增加,需要充分的局部血液灌注量,因而体积增大。在正常的椎管内,神经通道有一定的扩张空间,适应神经组织功能及结构特点;而腰椎管狭窄症患者,神经组织处于狭小的空间,没有扩张的余地,故在步行或久站时,神经组织的血液灌注量受限,出现临床症状。从病理本质上说,腰椎管狭窄症的主要症状为间歇性跛行,可以称为马尾神经间歇性跛行。图 5-4 显示腰椎管狭窄症的病理解剖。

二、分类

本病可以分为以下 4 种类型。

(一)原发性椎管狭窄症

(1)先天性椎弓根发育较短,使椎管矢状径变小,这是临床最多见的原因。

(2)小关节突肥大、内聚,引起椎管横切面形状的改变。

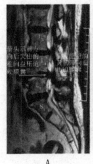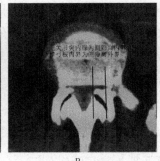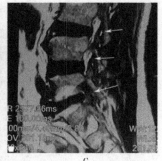

图 5-4 **腰椎管狭窄症的影像学改变**

注：A.多节段腰椎管狭窄症，MRI T_2 加权像显示中央管狭窄的致病因素；B.经 L_5 椎弓根上缘 CT 横断显示侧隐窝狭窄的致病因素；主要为 L_5 上关节突的增生和内聚；C.MR 经椎间孔矢状断层，显示 L_5～S_1 椎间盘突出致神经管狭窄，L_5 神经根未显影

（3）椎弓根间距变小，引起椎管横径变小。

（4）软骨发育不良。

（二）继发性椎管狭窄症

因椎体滑脱、脊柱畸形、椎间盘退变、黄韧带肥厚或钙化等原因引起的椎管容积变小；椎管狭窄症可以发生于任何节段，即使在同一个节段，狭窄也可以出现在不同的部位，Arnoldi 将继发性椎管狭窄症分为两类。

1.中心型狭窄

中心型狭窄主要表现为椎管矢状径变小。据测量，矢状径在 10 mm 以下的腰椎管腔称中心型狭窄。

2.侧隐窝狭窄

侧隐窝在椎管腔两侧，向外下为神经椎管，侧隐窝矢状径在 3 mm 以下者为狭窄，此处狭窄可引起单条神经根受压的症状，不易与腰椎间盘突出症相鉴别，部分患者是在手术探查中发现的。

（三）混合性椎管狭窄症

混合性椎管狭窄症是指在原发性椎管狭窄症的基础上，后天因素加剧了狭窄的程度而表现出临床症状。这类患者多在骨骼发育完成后，随着机体活动量增加，发生椎间盘退变或者有小的椎间盘膨出时，才出现较明显的症状，而且一旦出现症状，药物治疗收效甚微。有学者统计 60 例手术治疗的病例中，合并有椎间盘突出者占 35%。许多学者不同意这种看法，认为原发性椎管狭窄症的因素并不一定引起临床症状,可能神经已经适应了这种状态;在发病过程中,主要是髓核突出破坏了这种适应性,临床症状是髓核突出引起的。很多患者下肢症状仅出现在病变一侧,手术治疗仅需切除半侧椎板并摘除髓核,即能缓解症状,故将这类患者归类为腰椎间盘突出症,以免造成分类混乱。

(四)医源性椎管狭窄症

因椎管内手术或椎管内注药等治疗措施,引起结缔组织瘢痕形成、血肿机化或椎板切除后骨断面骨痂形成,造成椎管容积减小。

在上述分类中,Verbiest 特别强调发育性因素的重要性。Eisentein 报告 433 个骨架共 2 166 个腰椎椎体的研究结果,认为造成狭窄的原因仍是继发的。国内许多学者指出损伤及退变在发病中的重要性,临床观察,狭窄节段多发生在 L_4、L_5,这可能与下腰部损伤机会较多有关。

三、诊断与鉴别诊断

原发性椎管狭窄症发病年龄较小,多在 30 岁以下出现症状,可因较小的椎间盘突出而导致症状突然加剧;继发性椎管狭窄平均年龄较大,国内文献报告年龄在 45～50 岁多见。

(一)诊断

腰椎管狭窄症通过临床症状、体征、辅助检查可明确诊断。

1.症状

腰椎管狭窄症常有以下临床症状。

(1)间歇性跛行:这是本病发作时的特异表现,临床统计占 95% 以上。患者常述不能久站,步行数十米至数百米下肢即麻痛难忍,停止步行或下蹲休息后,症状缓解并可继续步行,骑自行车时无症状。

(2)坐骨神经痛:原发性椎管狭窄症很少有明显的下肢放射痛。许多继发性椎管狭窄的发病初期,亦以坐骨神经痛为首发症状,经多次反复发作后,出现间歇性跛行,临床可以考虑为椎间盘突出症引起的广义的椎管狭窄症,其发病实质,有人认为是陈旧性髓核突出的并发症。即髓核突出经非手术治疗后,脱水变小,对神经根不再构成压迫,椎间盘突出症即趋向治愈,但这时相邻椎体间隙变小,椎管后方的黄韧带因弹性回缩及炎性反应而变厚,使椎管矢状径变小,引起狭窄。了解二者之间的因果关系及动态变化,对于分析复杂的腰腿痛症状是有意义的。

(3)括约肌功能障碍:有些患者出现便意频、排尿困难等马尾神经受压的表现。术中常见肥厚的黄韧带对硬膜囊形成半环状卡压,与脊膜紧密粘连。

2.体征

患者大多有严重的自觉症状,甚至影响正常工作及生活,但体征很少,有些医师甚至怀疑患者主诉的可靠性。

(1)诱导后伸试验,嘱患者站立或步行,待出现下肢症状,即刻做后伸试验,如呈椎管内疼痛反应,为阳性,椎管狭窄症可能性大。

(2)诱导侧弯试验,同上试验,首先诱导出下肢症状,即刻做侧弯试验,呈椎管内疼痛反应者,为阳性。

上述两种检查方法,均在诱导出下肢症状后,改变盘黄间隙的距离,加重对神经根的激惹。其他椎管内病变的阳性反应,无需先行诱导下肢痛,故可用于鉴别诊断。

(3)足背动脉搏动卧床检查,患者下肢皮温及足背动脉搏动均正常,以排除血栓闭塞性脉管炎及闭塞性动脉硬化引起的血管性间歇性跛行。

(4)直腿抬高试验,仅有间歇性跛行的患者,直腿抬高试验多无反应。

(5)腱反射下肢腱反射多无变化,仅见于有括约肌功能障碍者。

3.辅助检查

常用的辅助检查包括以下几种。

(1)X线检查:在X线片上测定椎管的横径及矢状径,对诊断原发性椎管狭窄症意义较大。据测量,腰椎管横径在 20 mm 以下,即为椎管狭窄症,但考虑到X线片测量会有一定的放大率,有人提出以平片上测得的椎管横径与该椎体横径的比值为标准,正常比值应＞1.4。矢状径的测量较横径意义更大,矢状径＜15 mm者,即为椎管狭窄症。与测量椎管横径一样,为排除X线片的放大率的干扰,临床上常采用腰椎管矢状径与椎体矢状径的比值来判定椎管狭窄症,正常应在 3.0 以上。有学者建议将腰椎椎管的形态作为一个整体考虑,用椎管横径 A、矢状径 B 的乘积和该椎体横径 C、矢状径 D 的乘积之比,即(A×B)/(C×D),作为 X 线片测量腰椎管的标准,比值在 1∶4.5 以上者为椎管狭窄症。这种测量亦有一定的假阳性率。

(2)椎管造影:临床最多见的是继发性腰椎管狭窄症,椎管的实际容积决定于黄韧带与椎间盘之间的距离,这个距离在 X 线片及骨骼标本上均无法测定。而椎管造影可以准确地显示盘黄间隙的大小。正位片可见造影剂呈点滴状通过狭窄处,但应注意,正常造影剂通过椎间隙时亦有狭窄,一般认为,造影剂横径小于椎弓根间距 50%才有意义。侧位片显示造影剂压迹来自椎管后方,即来自黄韧带,同时椎体后方的骨赘或膨出的髓核也形成压迹,造影剂呈藕节样改变。

(3)CT 扫描:CT 扫描对原发性椎管狭窄症的诊断有肯定意义,可以直接观察骨性椎管的形态,明确侧隐窝是否存在狭窄,这是其他检查方法不能比拟的。但对于继发性椎管狭窄症,CT 扫描不易区分黄韧带及椎管内其他软组织,故不能替代椎管造影检查。

(4)MR 检查:MRI 检查可以明确黄韧带肥厚及椎管内其他软组织增生导致的椎管狭窄症,但对骨性狭窄的诊断敏感度不如 CT 检查。由于该检查是无创检查,可取代椎管造影检查。

(二)鉴别诊断

1.血栓闭塞性脉管炎

早期患者趾端无坏死,可有明显的间歇性跛行。随着血栓闭塞性脉管炎的发展可出现趾端缺血的表现,患趾皮温低,足背动脉及胫后动脉搏动减弱或消失,夜间尤甚,休息及卧床均不会缓解下肢症状。

2.椎间盘突出症

广义地讲,椎间盘突出症影响到椎管容积,也是一种椎管狭窄症,但椎管狭窄症的症状主要出现在运动过程中(如久站、步行等)或在特殊的体位(如后伸)时发生,休息或平卧时症状缓解。椎间盘突出症发作期,症状持续存在。

四、治疗

(一)非手术疗法

椎管狭窄症是因为椎管容积狭小造成的神经受压或窘迫,治疗的关键问题是扩大椎管的容积。因骨性椎管狭窄症而出现症状者,非手术疗法收效甚微。

大部分继发性椎管狭窄症患者,可以通过卧床休息,辅以维生素 B_1、维生素 B_{12} 肌内注射,使椎管内充血的结缔组织水肿消退,缓解对神经根的刺激。

硬膜外注药及骶管注药疗法,是主要的非手术治疗措施,可以使患者较长时间症状缓解或达到临床治愈,药液的机械冲击作用,可以分解椎管内粘连,减轻无菌性炎症反应,改善神经根的营养状态。

(二)手术疗法

对于原发性或混合性椎管狭窄症,骨性椎管容积较小,本身就可能成为神经压迫的因素,故手术切除狭窄部位的椎板,扩大椎管矢状径,是有效的手术方法。手术方法包括 3 种。

1.椎板切除术

根据椎管造影或 CT 扫描结果,确定椎板切除的范围,一般需切除 2～3 个腰椎节段。手术体及麻醉与椎间盘突出症手术相同。后路切开并剥离两侧骶棘肌,用双关节牵开器牵开肌肉后,切口内应显露棘突,根据 S_1 棘突定位,然后切除相应棘突及双侧椎板,清除造成椎管狭窄症的软组织,至硬脊膜扩张搏动良好,神经根通路无狭窄为止。

2.扩大椎板切除术

扩大椎板切除术适用于狭窄部位累及侧隐窝及椎间孔者,对于这些患者,全椎板切除往往不能达到减压的目的,甚至观察到硬脊膜扩张及搏动良好,也不足说明减压彻底。术中需探查侧隐窝,追踪神经根穿出处,如有狭窄,需切除一侧或双侧关节突,松解侧隐窝及椎间孔。Rosomoff 提出切除椎弓,亦是扩大减压范围的方法。侧隐窝狭窄及椎间孔狭窄,在椎管造影检查时不能显示,需经 CT 扫描显示椎管横切面的形态,但最主要的环节是根据手术探查结果,确定椎板切除及扩大减压的范围。

3.腰椎管扩大术

腰椎管扩大术中显露病变椎板后,切断其上下方棘上韧带及棘间韧带,用特殊骨锯将椎板峡部截断,分离软组织后,将椎板整块取下,即充分显露椎管及硬脊膜。合并有侧隐窝狭窄时,咬除上关节突的内侧份。如有椎板增厚,可用气动磨钻将椎板磨平,然后将椎板复位,螺钉固定。本手术暴露清楚,减压彻底,术毕将椎板复原,可以减少因手术瘢痕压迫形成的医源性狭窄。

椎板切除术及扩大椎板切除术后,一般不需行植骨融合椎体。Grabias 复习了 6 000 例广泛椎板切除的病例,只有 2% 需行融合术,指出 30 岁以前易于出现术后脊柱不稳,30 岁以后,由于退变代偿的结果,特别是前纵韧带钙化及骨赘形成时,脊柱稳定性增加,能够耐受广泛的椎板切除术。

椎管狭窄症的手术效果一般尚好,文献报告满意率为 62%～84%。手术疗法的关键是彻底减压,清除造成狭窄的各种原因。

第六章 骨与关节感染性疾病

第一节 化脓性骨髓炎

一、急性血源性骨髓炎

(一)流行病学

急性血源性骨髓炎是指由化脓性细菌引起的骨膜、骨质和骨髓组织的一种急性化脓性炎症。本病的病变范围不仅涉及骨髓组织,且常波及骨膜、骨密质和骨松质等部位。如不及时正确治疗,可反复发作或转为慢性化脓性骨髓炎,遗留畸形、强直、残疾等,严重影响肢体功能和身体健康,甚至危及生命。本病最常见于3~15岁的儿童和少年。男多于女,男女比例约4:1。本病好发于四肢长骨的干骺端,尤以胫骨上段和股骨下段的发病率最高(约占60%),其次为肱骨、桡骨及髂骨,尺骨、跖骨、指(趾)骨次之,脊柱亦偶有发生,肋骨和颅骨少见。

急性血源性骨髓炎最常见的致病菌是金黄色葡萄球菌,占75%以上;其次为乙型溶血性链球菌和白色葡萄球菌,偶有大肠埃希菌、铜绿假单胞菌和肺炎链球菌等。感染途径主要有3种。

1.血源性感染

细菌从体内其他感染灶,如疖痈、脓肿、扁桃体炎、中耳炎等经血行到达骨组织,在身体抵抗力差或细菌具有高度感染力的情况下发病,这是最常见的途径。此外,不少患者局部骨骼感染灶不明显,但出现脓毒血症,应该注意这可能是脓胸、肺脓肿、心包炎、脑脓肿、肝脓肿、髂窝脓肿等的严重感染的一种表现,应全面检查,防止漏诊。

2.创伤性感染

细菌从伤口侵入骨组织,如外伤引起的开放性骨折,或因穿透性损伤损伤到骨组织,或因术口感染累及骨组织,造成感染。另外,临床上扭挫伤等闭合性损伤所致局部组织的损伤,形成血肿,导致局部血流不畅,细菌易于停聚引起感染。

3.蔓延性感染

蔓延性感染由邻近软组织直接蔓延扩散导致,如指(趾)端感染引起的指(趾)骨骨髓炎、齿槽脓肿累及的上下颌骨骨髓炎等。化脓性骨髓炎的发生,细菌毒力的大小是外在因素,全身情况或局部骨骼抵抗力是内在因素。

(二)分型

根据病程长短和病理过程分为急性血源性骨髓炎和亚急性血源性骨髓炎,其病理过程如下所述。

1.急性血源性骨髓炎

急性血源性骨髓炎骨内感染灶形成后,因周围为骨质,引流不畅,早期多局限于髓内。随着病情的进展,骨质被侵蚀破坏,脓肿沿着局部阻力较小的方向向四周蔓延,同时脓肿向长骨髓腔蔓延。儿童因骺板存在,骺板抵抗感染的能力较强,脓液不易穿破骺板而进入至骨膜下层,形成骨膜下脓肿;压力进一步增高时,脓液突破骨膜流入软组织。成人因无骺板,脓肿可穿破干骺端骨松质进入关节,形成化脓性关节炎。

2.亚急性血源性骨髓炎

亚急性血源性骨髓炎由急性化脓性骨髓炎迁延而来。骨膜被脓肿掀起时,该部的骨皮质失去来自骨膜的血液供应,严重影响骨的血液循环;而进入骨髓腔和中央管的脓液,亦可形成血栓和脓栓,栓塞管内通过的滋养血管,阻断骨内血供;最终造成骨坏死而形成死骨。死骨的大小,视缺血范围而定,严重时可发生整个骨干坏死。在脓肿和死骨的形成过程中,由于骨膜剥离,骨膜深层成骨细胞受炎性刺激而产生大量新骨,包裹于死骨外面,形成"骨性包壳",可替代病骨起支撑作用,大量骨坏死时,成为维持骨干连续和稳定的唯一保证。通常包壳上有多个小孔与皮肤窦道相通,内有死骨、脓液和炎性肉芽组织,往往由于引流不畅,成为骨性无效腔。小块死骨可被吸收或经窦道排出,大块死骨则不能排出或吸收,导致无效腔不能闭合,伤口长期不愈,成为慢性化脓性骨髓炎。亚急性血源性骨髓炎一般不需外科手术处理,保守治疗用药观察即可。

(三)临床表现

1.病史

本病最常见于3~15岁的儿童和少年,其次少见于体质虚弱的老年人。发病前多有感染病史,有的曾有感染灶。局部外伤史是部分患者发病诱因。

2.症状和体征

(1)全身症状:起病急,开始即有明显的全身中毒症状,多有弛张热,体温可达 39～40 ℃,有时并发寒战、脉搏快、口干、食欲减退。儿童偶可有头痛、呕吐等脑膜刺激症状,烦躁不安,严重者可有谵妄、昏迷等败血症表现。

(2)局部症状:早期有肢体局部剧烈疼痛和搏动性疼痛,肌肉有保护性痉挛,惧怕移动患肢。患部皮温增高,有深压痛,肿胀不明显。几日后,骨膜下脓肿形成,局部皮肤水肿、发红。当脓肿穿破骨膜至软组织后,压力减轻,疼痛缓解,但软组织受累的症状明显,局部红、肿、热、痛,压痛更为明显,可触及波动感。脓液进入髓腔后,整个肢体剧痛肿胀,病程长者骨质因炎症而变疏松,可伴有病理性骨折。

(四)辅助检查

1.实验室检查

白细胞计数及中性粒细胞比例明显升高,一般伴有贫血,白细胞计数可高达 $10×10^9/L$,中性粒细胞可占 90％以上。早期血培养阳性率较高,局部脓液培养有化脓性细菌,应做细菌培养及药物敏感试验,以便及时选用有效药物。如骨穿刺抽得脓液、混浊液或血性液体涂片检查有脓细胞或细菌,即可确诊。

2.影像学检查

X 线片在起病两周内多无明显异常,故阴性结果不能排除急性骨髓炎。两周后,髓腔内脓肿形成,骨松质内可见小的斑片状骨质破坏区,进而累及骨皮质甚至整个骨干。因骨膜被掀起,可出现层状或葱皮样骨膜反应及层状新骨形成。如感染继续向髓腔内和骨干方向扩展,则骨皮质内、外侧面均出现虫蚀样改变、脱钙以及周围软组织肿胀阴影,有时出现病理骨折;CT 检查可提前发现骨膜下脓肿,明确其病变范围;MRI 在骨髓炎早期即可显示病变部位骨内和骨外的变化,如骨髓破坏、骨膜反应等,此种改变要早于 X 线片和 CT 检查;骨扫描对早期诊断骨髓炎有重要价值,但由于其局限性,有时阴性并不能排除骨髓炎诊断。

(五)诊断

1.诊断

急性血源性骨髓炎的诊断为综合性诊断,诊断宜早,凡有下列表现均应想到有急性骨髓炎的可能:急骤的高热与毒血症表现;长骨干骺端疼痛剧烈,而不愿活动肢体;该区有一个明显的压痛区;白细胞计数和中性粒细胞比例增高。具有下列 4 项中的两项基本可确定诊断：①从骨中穿刺抽出脓液或穿刺液培养出细菌，局部分层穿刺更具有诊断意义。②血培养结果为阳性。③长骨干骺端疼痛剧烈，邻近关节活动度减小。④出现与骨髓炎相符的 X 线片表现。

2.鉴别诊断

（1）软组织炎症：早期急性血源性骨髓炎与蜂窝织炎、丹毒和深部脓肿等软组织炎症不易鉴别，可以从以下几方面进行鉴别。①全身症状不一样。急性骨髓炎毒血症症状重，而软组织炎症时全身中毒症状较轻。②部位不一样。急性骨髓炎好发于干骺端，而蜂窝织炎、丹毒和深部脓肿则不常见于此处。③体征不一样。急性骨髓炎疼痛剧烈，但压痛部位深，以单指检查时，患部 4 个平面均有深部压痛，此即肢体圆柱形深部压痛症，而表面红肿不明显，出现症状与体征分离现象。而软组织感染局部炎症表现明显，并且软组织炎症时，因病变居于骨骼的一侧，故压痛只限于一个或两个平面。

（2）急性化脓性关节炎：化脓性关节炎红热、肿胀、压痛在关节间隙而不在骨端，关节活动度几乎完全消失，对诊断仍不确定时，关节腔穿刺抽液检查可明确诊断。早期 X 线表现为关节间隙增宽，随着病变的发展，关节间隙变窄甚至消失。

（3）风湿性关节炎：为风湿病的一部分，起病缓慢，全身症状（如发热）和局部症状（关节肿痛）均较轻，常为多关节游走性疼痛，RF（类风湿因子）、抗"O"等血液检查可呈阳性。

（4）恶性骨肿瘤：特别是尤文肉瘤，常伴发热、白细胞增多、X 线片示葱皮样骨膜下新骨形成等现象，须与骨髓炎鉴别。鉴别要点：尤文肉瘤常发生于骨干，范围较广，全身症状不如急性血源性骨髓炎重，但有明显夜间痛，表面可有怒张的血管。局部穿刺活检，可以确定诊断。

（六）治疗

早期诊断、及时应用大剂量有效抗生素、适当的局部处理、全身支持治疗是治疗成功的关键。

1.保守治疗

保守治疗包括支持治疗和药物治疗。

（1）支持治疗：予以输液，补充维生素 C、维生素 B_1 等，维持电解质平衡；体质弱的患者可给予氨基酸、脂肪乳、清蛋白等营养支持治疗。对症处理患者的高热、疼痛症状，纠正可能出现的酸中毒，必要时输血，增强患者的抵抗力。出现感染性休克者，积极抗休克治疗。

(2)药物治疗:对疑似急性血源性骨髓炎的病例或已明确诊断而没有明确病原体前,应给予足量广谱抗生素治疗,尽快控制炎症。等待细菌培养结果再使用抗生素会影响病程和疗效。经验性用药多选用广谱青霉素类或一、二代头孢菌素类抗生素,对于青霉素类或头孢菌素类都过敏的可选用林可霉素。明确了病原体的急性血源性骨髓炎患者应根据感染类型、致病菌种、抗生素敏感试验结果及宿主状态选择适宜的抗生素,用药方式多主张联合用药,用药途径应先经静脉应用大量抗生素两周,然后再口服抗生素两周,待体温正常,白细胞计数恢复正常,症状及体征明显改善或消失后 1 周再停药,此种用药途径可避免长期静脉内给药并发感染的危险,现将治疗急性血源性骨髓炎的几种主要抗生素列举如下。

青霉素类:对链球菌和肺炎链球菌感染应列为首选,对厌氧菌也有良好效果。苄星青霉素对产气荚膜芽胞杆菌为首选,半合成青霉素如甲氧苯青霉素、萘夫西林和苯甲异唑能抵抗葡萄球菌-内酰胺酶的作用,对金黄色葡萄球菌敏感,对链球菌和肺炎链球菌也有作用。氯唑西林和双氯西林为首选口服药物。氨基青霉素对肠球菌感染为首选,对大肠埃希菌和奇异变形杆菌也有效。

头孢菌素类:具有抗菌谱广、杀菌力强、对胃酸及 β-内酰胺酶稳定、变态反应少等优点。第一代头孢菌素以头孢唑啉在骨科使用最多,常用于葡萄球菌感染,其半衰期较长,血清浓度较高。第二代头孢菌素的抗革兰阴性菌作用强,但不如第三代头孢菌素。第三代头孢菌素抗革兰氏阳性菌作用不如第一代头孢菌素,但对 β-内酰胺酶有高度抵抗力,且对组织穿透力强,能渗入到脑脊液中,对肾脏无毒性。

克林霉素:对于不能耐受青霉素类和头孢菌素类的患者应列为首选抗生素,但应该有细菌培养的证据支持。克林霉素是对有临床意义的厌氧菌(特别是脆弱杆菌群)作用最强的抗生素之一,对金黄色葡萄球菌、表皮葡萄球菌和链球菌也有作用。克林霉素对包括骨在内的多数组织穿透力强,还可以渗入脓肿。

利福平:对多种革兰氏阳性菌和革兰阴性菌有作用,对凝固酶阳性和阴性的葡萄球菌和链球菌作用尤为强大,常作为合并用药与一种半合成青霉素治疗葡萄球菌性骨髓炎。

氨基糖苷类抗生素:对需氧革兰阴性菌感染效果好,对革兰氏阳性菌效果差,对链球菌和厌氧菌无作用。

喹诺酮类:是人工合成的含 4-喹诺酮基本结构,对细菌 DNA 螺旋酶具有选择性抑制作用的抗菌药。其变态反应少,对革兰氏阳性菌、阴性菌均有效,对嗜血杆菌、大肠埃希菌和奇异变形杆菌等均有良好的抗菌作用,但不作为首选用药。不能用于婴幼儿和儿童,青少年患者慎重选用。

甲硝唑:用于治疗厌氧菌感染效果好且价廉,可用于除放线菌和微需氧链球菌以外的所有厌氧菌,此药易于吸收且易穿透各种组织和脓肿。常作为合并用药,一般不单独使用或作为首选。

总之,抗生素治疗的原则是早期、足量、广谱的抗生素按疗程用药,早期多主张联合用药,明确了病原体后,应根据感染类型、致病菌种、抗生素药敏试验结果及宿主状态合理选择敏感抗生素,并及时根据药敏试验结果调整用药。

(3)辅助治疗:患肢早期应用夹板、石膏托或皮肤牵引等制动,抬高患肢并保持功能位,防止畸形和病理性骨折,并有利于炎症消退。局部选用中药如黄金膏、双柏散或蒲公英等外敷清热解毒。

(4)消肿治疗:早期可给予20%甘露醇125 mL,每天3～4次,以促进血液回流,减轻髓腔内压力,减轻疼痛症状;急性期后可给予甘油果糖注射液250 mL以消除肿胀,改善局部营养状态,减轻组织水肿。也可口服消脱止、马栗种子提取物等促进静脉回流。

2.手术治疗

手术治疗的目的:引流脓液,减少毒血症症状,阻止其转变为慢性。手术方式主要有钻孔引流术、开窗减压术及灌注冲洗术。一般而言,多数急性化脓性骨髓炎患者,经过早期、及时、有效的治疗,可免于手术。但出现以下情况,应考虑手术治疗:①大剂量应用抗生素2～3天后,全身症状和局部症状仍不能控制,甚至加剧者,或全身症状消退,但局部症状加剧,行诊断性穿刺时在骨膜下或骨髓腔内抽吸到脓液或渗出液者,应早期手术开窗排脓引流。②脓液已经在骨髓腔内广泛扩散并有死骨形成者,应考虑行死骨摘除术或灌注冲洗术。

二、慢性化脓性骨髓炎

(一)流行病学

骨感染又称骨髓炎,是感染性微生物引起的骨的炎症。慢性化脓性骨髓炎可以由急性化脓性骨髓炎演变而来,也可由创伤性骨折引起局部骨组织感染蔓延致骨感染。感染的病变可以局限于骨的某一部位,也可以累及骨膜、骨皮质、骨松质、骨髓组织甚至周围软组织等。20世纪初,骨髓炎患者的死亡率约为20%;而且幸存者也常遗留严重的后遗症。随着现代医学的发展,治疗技术逐渐增多,如抗生素的使用和外科手术的发展,如今骨髓炎患者死亡率和致残率已经大大降低。但是有效的治疗慢性化脓性骨髓炎仍相当困难,慢性化脓性骨髓炎仍然是骨科领域尚待继续研究的课题。最常见致病病原体是金黄色葡萄球菌，其次是链球菌、厌氧菌、结核分枝杆菌、立克次体、病毒和真菌等。

(二)分型

慢性化脓性骨髓炎按发病原因分为血源性慢性化脓性骨髓炎、创伤性慢性化脓性骨髓炎及蔓延性慢性化脓性骨髓炎，同时特殊类型的慢性化脓性骨髓炎包括硬化性骨髓炎、Brodie 骨脓肿和非典型性慢性化脓性骨髓炎。

(三)临床表现

1.病史

患者多有急性化脓性骨髓炎、开放性骨折、外伤手术史或感染病史。

2.症状与体征

炎症静止期可无全身症状，长期多次发作使得骨失去原有的形态，肢体增粗及变形；皮肤菲薄、色泽暗，有多处瘢痕，稍有破损即引起经久不愈的溃疡；或有窦道，长期不愈合，窦道周围皮肤常有色素沉着，窦道口有肉芽组织增生，有时有小块死骨片自窦道排出。急性感染发作时，局部红肿、疼痛、流脓，可伴有恶寒、发热等全身症状，急性发作约数月、数年一次，反复发作；常在身体抵抗力低下时诱发。

3.并发症

(1)关节强直：病变侵犯邻近关节，关节软骨被破坏，使关节呈纤维性或骨性强直，或因长期制动固定所致。

(2)屈曲畸形：多因急性期患肢未做制动牵引、软组织瘢痕挛缩所致。

(3)患肢增长或短缩：多见于儿童患者，因炎性刺激骨骺或骺板破坏，导致过度生长或生长障碍。

(4)关节内外畸形：多为儿童患者因骨骺或骺板受累致使发育不对称所致。

(5)病理性骨折或脱位：感染造成骨质破坏及肢体长久制动可致骨质疏松易骨折；慢性化脓性骨髓炎的受累骨质虽粗大但脆弱，也易发生骨折；局部肌肉牵拉又可导致邻近关节脱位，如肩和肘关节。

(6)癌变：窦口皮肤长期不愈及反复的炎性刺激可致癌变，常为鳞状上皮癌。

(四)辅助检查

1.实验室检查

慢性化脓性骨髓炎术前行血常规检查，血沉(ESR)和 C 反应蛋白(CRP)对诊断和判断病情有一定帮助。血常规结果异常率很低，ESR 和 CRP 可升高。有窦道分泌物者常规取分泌物送细菌培养,细菌培养前不使用抗生素。

2.影像学检查

感染部位常规拍 X 线片,CT 检查多无意义,MRI 检查可确诊和鉴别诊断。X 线片可见受累骨失去原有外形,骨干增粗,骨质增生、硬化,骨腔不规则、变窄或消失,有大小不等的死骨,如是火器伤偶可见金属异物存留。死骨致密,周围可见一透亮带,为肉芽组织或脓液将死骨与正常组织分离所致,此为慢性化脓性骨髓炎特征,死骨外包壳常被脓液侵蚀形成瘘孔。MRI 检查可见髓腔内高信号的炎症组织影像。

(五)诊断

1.诊断

典型的慢性化脓性骨髓炎诊断比较容易。病史、临床表现及典型 X 线表现一般即可诊断。疑似而不能明确诊断的可行 MRI 检查,发现髓腔内高信号的炎症组织影像并排除肿瘤即可确诊。

2.鉴别诊断

(1)硬化型成骨肉瘤:无感染史,X 线片显示恶性膨胀性生长、骨质硬化并可见放射状骨膜反应,病变可穿破骨皮质进入软组织内。MRI 检查可明确鉴别。

(2)骨样骨瘤:以持续性疼痛为临床特点的良性骨肿瘤。位于骨干者,皮质上可见致密阴影,周围骨干可变粗、致密,其间有小的透亮区,即"瘤巢"。"瘤巢"一般 1 cm 左右,周围可呈轻度葱皮样骨膜反应。位于骨松质者,也有小透亮区,周围仅少许致密阴影,无窦道。病理检查有助于鉴别。

(3)骨结核:骨结核无论是发生在干骺端或是骨干,都不易与不典型慢性化脓性骨髓炎相鉴别,特别是长骨干结核和扁骨结核。长骨干结核的全身症状比较明显,患者有发热、消瘦、食欲缺乏、局部疼痛等全身症状。骨干结核临床很少见,常合并其他部位结核,无混合感染时白细胞计数正常,死骨及窦道形成比较少见,即便形成脓肿或窦道,经适当非手术治疗也容易痊愈。慢性化脓性骨髓炎所形成的窦道愈合非常困难,往往经多次手术,数月数年还不能完全根治,窦道排出物和慢性化脓性骨髓炎不同,为稀薄的结核性脓液。细菌学检查可帮助诊断,鉴别诊断有困难时,需行病理检查。但当慢性化脓性骨髓炎和骨结核合并混合感染时,两者均有经久不愈的窦道,X 线片均可见死骨和骨质增生硬化,不易区分,须靠细菌学检查和病理学检查综合判断鉴别。

(六)治疗

慢性化脓性骨髓炎患者病变部位病理复杂、血供不畅,单用药物不能奏效,必须采用内外同治、手术和药物相结合的综合疗法。慢性化脓性骨髓炎不手术很难治愈。手术治疗的目的:①彻底清除病灶和通畅引流。②有效地提高局部病灶的抗生素浓度。③建立一个有良好血液循环的环境。慢性化脓性骨髓炎的治疗原则是尽可能彻底清除病灶,摘除死骨,清除增生的瘢痕和肉芽组织,消灭无效腔,改善局部血液循环,杀死残留病原体。治疗上应达到 3 个目的,即缩短疗程、减少复发率及尽可能保存功能。

1.药物治疗

根据细菌培养及药物敏感试验,选择有效抗生素,足量规则的进行为期 4～6 周的治疗。并配合全身的营养支持治疗,给予高蛋白、高营养、高维生素饮食,必要时输血。

2.手术治疗

(1)手术指征:凡有死骨、无效腔、窦道流脓,且有充分新骨形成包壳,可替代原有骨干而支撑肢体者,均应手术治疗。术前、术中、术后应给予足量有效的抗生素。术前改善全身情况,如给予高蛋白饮食、输血等,增强抵抗力。

(2)手术禁忌证:①慢性化脓性骨髓炎急性发作期不宜做病灶清除术,应以抗生素治疗为主,积脓时宜切开引流。②大块死骨形成而包壳尚未充分生成者,过早取掉大块死骨会造成长段骨缺损,该类病例不宜手术取出死骨,须待包壳生成后再手术。但近来已有在感染环境下植骨成功的报告,因此可视为相对禁忌证。

(3)手术方式和方法:骨髓炎的病灶清除术;聚甲基丙烯酸甲酯抗生素珠链技术;可降解的抗生素缓释系统;开放植骨换药技术;软组织转移填塞技术;闭合负压引流吸引术;Ilizarov 技术等。

慢性化脓性骨髓炎治疗应根据具体情况个体化设计,但病灶清除术是根本,清除彻底后再选用上述方法的一种或两种结合治疗。目前常用的几种结合方式:①骨髓炎的病灶清除术＋软组织转移填塞技术;②骨髓炎的病灶清除术＋抗生素珠链技术;③骨髓炎的病灶清除术＋抗生素珠链技术＋软组织转移填塞技术;④骨髓炎的病灶清除术＋抗生素珠链技术＋闭合负压引流吸引术;⑤骨髓炎的病灶清除术＋可降解的抗生素缓释系统＋闭合负压引流吸引术;⑥骨髓炎的病灶清除术＋开放植骨换药技术;⑦Ilizarov 技术＋闭合负压引流吸引术等。

(4)简单介绍几种常用手术方式。

骨髓炎的病灶清除术:病灶清除包括彻底切除窦道,摘除死骨,清除病灶中的脓液、炎性肉芽组织、坏死组织及无效腔壁,并适当扩大骨腔。病灶清除的范围需要根据具体情况掌握。①血源性慢性化脓性骨髓炎：其炎症范围广泛，甚至有窦道和死骨。手术应扩大清创，有窦道的应该沿窦道选择切口，切除窦道及周围炎性软组织。骨干的处理应切除炎症的骨膜及增厚的骨皮质，开槽清除死骨，根据术前MRI确定的范围，刮除受累节段的髓内组织，打通髓腔。②创伤性骨髓炎：清创范围可较血源性慢性化脓性骨髓炎略小，切除周围炎性软组织。外露的硬化骨尽量咬除，范围较大完全咬除后可造成结构性缺损的，可用骨刀打掉表面一层骨组织，其余需用电钻磨至表面有针尖样渗血的正常骨组织，髓腔有缩窄的凿出正常髓腔。③硬化性骨髓炎：其发病原因主要是髓腔不通畅，术前需通过MRI确定髓腔硬化范围，手术不需扩创，只需在骨干开窗，开窗范围略大于影像学提示的髓腔硬化范围，切除增厚的骨皮质，潜行扩大变窄的髓腔。④骨松质骨髓炎：主要见于长骨干骺端。术前必需通过MRI确定骨质水肿（即感染）范围，如果范围太大暂不宜手术，先行简单钻孔引流术，配合药物治疗，待范围局限（MRI确定）后按影像学提示切除感染骨质。

聚甲基丙烯酸甲酯抗生素珠链技术：是在病灶清除术的基础上的一种局部抗生素缓释技术，通过局部抗生素的使用，达到杀死残留病原体的一种方法。近些年来基础研究发现以骨水泥为载体，和耐热抗生素（庆大霉素、万古霉素、妥布霉素、头孢呋辛钠）等做成含有抗生素的骨水泥珠链（抗生素缓释系统），在闭合的局部区域通过抗生素的缓慢释放可达到持续有效的杀菌目的，并且药物释放可维持7～14天。结合手术治疗，达到杀死局部细菌，治疗慢性化脓性骨髓炎的目的。利用这种方法，其局部使用抗生素浓度比全身使用抗生素浓度高出数十倍，可有效杀菌，比全身使用抗生素后血浆中的药物浓度低，全身毒性低，不良反应少，使用安全。

可降解的抗生素缓释系统：也是在病灶清除术的基础上，通过新型加入抗生素的植骨材料，达到局部抗生素缓释的技术。通过局部抗生素的使用，达到杀死残留病原体的目的。同时有一定的植骨作用。临床应用很有前景。

开放植骨换药技术：即在原奥尔手术基础上，国外学者Papineau等改进的一种慢性化脓性骨髓炎治疗方法。奥尔手术是一个经典的慢性化脓性骨髓炎手术，它的原理是清除病灶后，残腔用凡士林纱布填塞，通过慢性持续引流作用，使残腔通过肉芽组织的瘢痕化而治愈，但局部常残留骨缺损。改良后再局部感染控制，肉芽组织开始生长时，采用小块骨松质用抗生素搅拌后植骨，抗生素辅料覆盖，负压吸引的方法，植骨可以成活，可填充局部骨缺损，再通过植皮等方法关闭创面。一般在局部软组织缺损严重，无法直接覆盖关闭创面时使用。

闭合负压引流吸引术:国内外普遍采用几十年的闭合性持续抗生素液体冲洗-吸引疗法,解决了病灶清除、通畅引流和局部高浓度抗生素应用3个基本问题,使慢性化脓性骨髓炎治愈率提高,疗程明显缩短,是一种效果较好的疗法。适用于长管状骨慢性化脓性骨髓炎的治疗。但其应用受软组织条件限制,对于无良好组织覆盖,存在骨缺损者均无法使用。同时在应用中还存在继发革兰阴性菌和条件致病菌二次感染的问题。目前国外学者已很少使用其治疗慢性化脓性骨髓炎。

软组织转移填塞技术:慢性化脓性骨髓炎病灶清除术后遗留较大空腔或存在较大骨缺损,可用邻近可转移的肌肉组织填塞空腔或缺损区,以达到消灭空腔、建立一个有良好血液循环环境的目的。有学者常选择的肌肉转移方法:胫骨中上段可用腓肠肌内侧头转移;胫骨下段可用腓肠肌内侧远端或比目鱼肌转移;股骨近端可选用股外侧肌近端转移;股骨远端可选用股内侧肌或股外侧肌远端转移;股骨中下段可游离缝匠肌转移。有学者遵循的原则是转移肌肉以不牺牲肢体重要功能为前提,同时要方便、简单。比如胫后肌和胫前肌就不宜也不适合转移。

Ilizarov技术:其本质是采用外固定架利用 Ilizarov 技术进行骨搬运。通过骨髓炎的病灶清除术,彻底清除感染部位骨质直至正常骨质,在正常骨质近端或远端截骨,通过 Ilizarov 技术将正常骨质转移至缺损处直至骨愈合。使用于本身有结构性骨缺损的局限性骨髓炎,缺点是固定时间太长,据报道平均约6个月,并发症较多。

总之,慢性化脓性骨髓炎治疗无固定治疗方案,应根据个体病情、软组织条件等具体情况,个体化设计才能尽量保证手术成功。

实在无条件保肢或无法治疗的,可采用截肢术。大致指征为:病程较长受累骨质广泛,骨缺损难以修补的慢性化脓性骨髓炎患者,肢体严重畸形,患肢失用,功能完全丧失或无软组织条件者;周围皮肤有恶变者。截肢术应用极少,要严格把握指征。

其他特殊类型骨髓炎包括硬化性骨髓炎、非典型性慢性化脓性骨髓炎、Brodie 骨脓肿,治疗原则同上。

三、髂骨化脓性骨髓炎

(一)流行病学

髂骨化脓性骨髓炎多由血行感染而来,常见于 20 岁以内的青年和儿童,部分可见于外伤后或医源性感染。血源性病变起始于髋臼上缘,向整个髂骨蔓延,并可侵犯髋关节及骶髂关节,但后者较少见,在小儿全部关节感染中仅占 1.5%。发病率约为化脓性骨髓炎的 6%,但近年来明显减少。

(二)分型

髂骨化脓性骨髓炎可形成长期不愈的窦道。由于年龄不同,可表现为两种类型:幼年型或广泛型。

(三)临床表现

血源性髂骨化脓性骨髓炎可有发热,体温在 39 ℃以上;局部疼痛;疼痛导致跛行,甚至不能走路。

(四)辅助检查

辅助检查可见白细胞计数升高,ESR 升高,CRP 升高等炎症指标改变;X 线片早期无异常,有异常时为晚期。X 线片在 3 周内常无明显发现,因髂骨皮质薄,血运丰富,故无大块死骨形成;即使有小片死骨形成,易由窦道排出,故 X 线片上死骨不多见。同位素锝-99m(^{99m}Tc-MDP)骨闪烁扫描检查灵敏度高,可见局部代谢活跃,早期诊断价值大;CT 可早期诊断髂骨及髓内破坏;MRI 早期诊断有特殊价值,骨、软组织受侵均显示得很清楚。

(五)诊断

根据以上所述临床表现和典型辅助检查结果结合可明确诊断。

(六)治疗

1.支持治疗

同"急性血源性骨髓炎"的支持治疗。

2.手术治疗

经抗生素治疗后,全身或局部情况不见好转或已有脓肿形成者,应行手术治疗。

(1)早期手术以切开引流为主,如病情允许,可在引流脓肿的同时清除髂骨病灶,冲洗后行抗生素滴注负压引流术。也可在病灶清除术后置入抗生素链珠缝合切口,另做低位切口引流。

(2)对髂骨化脓性骨髓炎,应彻底切除窦道及周围病变组织,切除明显感染破坏的髂骨。缺损区较小可不予处理或用可降解的抗生素缓释材料填充,周围软组织缝合消灭无效腔,缝合关闭切口,放置引流;缺损区较大可用含抗生素骨水泥填充(聚甲基丙烯酸甲酯)后放置引流管,周围软组织缝合消灭无效腔,关闭创面。缺损区大而无法修补者可用聚甲基丙烯酸甲酯抗生素珠链植入,放置引流管,周围软组织缝合消灭无效腔,关闭创面或放置负压吸引装置,待感染完全控制后关闭创面。

四、脊椎化脓性骨髓炎

(一)流行病学

脊椎化脓性骨髓炎发病较少,多由金黄色葡萄球菌经血液循环传播引起,其原发感染病灶可为疖肿、脓肿和泌尿生殖系统下段的感染;少数可见于外伤或医源性操作(如椎间盘手术或腰椎穿刺手术)感染,偶可由脊椎附近的软组织感染(如肾周围脓肿、压疮等)蔓延而来。常见于 20～40 岁年龄段的成年人,男性多于女性。腰椎发病较多,其次为胸椎、颈椎。病变主要侵犯椎体,向椎间盘及上下椎体扩散,也有同时侵犯附件或单发于附件的情况。

(二)分型

按起病急缓可分成急性型、亚急性型与慢性型 3 种类型。

1.急性型

这种类型通常来源于血液途径播散。患者起病急骤,有畏寒、寒战、高热,体温可达 40 ℃等毒血症的典型症状。腰背痛或颈背痛明显,卧床不起,不能翻身或转颈。椎旁肌肉痉挛,并出现局部叩击痛。血常规检查白细胞计数明显升高,可达 1～2 万,中性粒细胞占 80% 以上,血培养检出致病菌率较高。部分病例脊髓受累可出现肢体瘫痪。较大的腰大肌脓肿可在腰部或流至股部时被检查触及。此类病例早期 X 线检查往往无异常发现,至少在 1 个月后才出现椎体内虫蚀状破坏。一旦出现 X 线征象后,骨破坏迅速发展,椎体形状不对称,成楔状改变,并向邻近椎体蔓延,使椎间隙变窄,并可见有椎旁脓肿。最后,形成骨桥或椎体间骨性融合。CT 与 MRI 检查可以提前发现椎体内破坏灶与椎旁脓肿,对诊断有帮助。

2.亚急性型

这类病例通常在短期内有过腹腔内炎症或腹内手术后感染病史。在感染病灶控制后或肠道手术出院后不久发生腰背痛及发热,体温一般不超过 39 ℃,毒血症症状亦比较轻微,血常规有白细胞计数增加和 ESR 加快。本病的病理变化发生在椎体的边缘,因此早期的 X 线检查往往没有明显阳性发现,X 线表现往往延迟到 1～2 个月后出现,表现为椎体边缘破坏、椎间隙变窄及进行性骨硬化。

这类病例的致病菌大都毒性比较低,或是患者的机体抵抗力比较强,因此整个表现为温和过程。

3.慢性型

起病隐匿,患者往往在不明原因下出现腰背痛,很少有神经根症状,体温不高,或仅有低热,血常规白细胞计数不高,但 ESR 可增快。早期 X 线检查往往无阳性发现,1～2 个月后椎体呈对角线状,有半个椎体密度增高,出现骨硬化表现。随着病变发展,椎间隙进行性变窄,通常需半年左右。如果患者年龄较大,容易被误诊为转移性骨肿瘤。用抗生素后症状会减轻,但会反复发作,因此整个病程表现为慢性迁延性病程。

(三)临床表现

腰痛是其主要临床表现,静止痛明显,夜间加重。根据分型不同可伴有或轻或重的全身症状,根据病变部位及分型不同可出现相应神经根及脊髓受累表现。

(四)辅助检查

1.血常规

白细胞可升高或正常,ESR 升高,CRP 异常。

2.X 线片

早期 X 线检查往往无阳性发现,1～2 个月后椎体呈对角线状,有半椎体密度增高及骨硬化表现。

3.同位素

^{99m}Tc-MDP 骨闪烁扫描检查灵敏度高,但需与肿瘤鉴别。

4.CT

CT 检查可以早期发现椎体内破坏灶与椎旁脓肿。

5.MRI

MRI 检查早期诊断有特殊价值,可见椎间及椎体内部高信号影。

(五)诊断

1.诊断

出现上述典型临床表现和辅助检查结合可基本明确诊断,CT 检查、MRI 检查及 ^{99m}Tc-MDP 检查可用于临床表现不典型病例的辅助检查。

2.鉴别诊断

(1)与脊柱结核相鉴别:部分儿童椎体结核起病时亦可有高热,椎体破坏成楔形并有椎旁脓肿形成。但脊柱结核不会出现骨硬化表现,X 线表现进展亦缓慢。与成人椎间盘型脊柱结核鉴别，骨硬化也是主要鉴别点。

（2）与有癌性发热的原发脊柱肿瘤相鉴别：本病大都局限于椎体，很少蔓延至附件；而脊柱肿瘤多早期即侵犯椎弓根，同时肿瘤多不侵及椎间盘。

（3）与椎间隙感染难以鉴别，甚至有人认为本型便是椎间隙感染的一种类型。

（4）与转移性硬化脊柱肿瘤相鉴别：由于影像学依据出现较迟，难以做出早期诊断，因此某些病例需做骨组织穿刺活检。

（六）治疗

1.足量广谱抗生素

脊柱化脓性骨髓炎宜早期使用足量有效的抗生素。血培养可以帮助检出致病菌与挑选合适的抗生素。在全身和局部症状控制后还需使用口服抗生素至少4周。

2.支持疗法

支持疗法同"急性血源性骨髓炎"的支持治疗。

3.制动

急性型大都为致病性较强的溶血性金黄色葡萄球菌所致，有很强的椎体间骨性融合的倾向，一旦融合完全，很少有后遗症状。亚急性型与慢性型的致病菌毒性较低，以白色葡萄球菌或其他细菌为主，不容易产生骨性融合，以后很容易产生腰椎不稳与反复急性发作。

4.手术疗法

脊柱化脓性骨髓炎以药物治疗为主，只有出现截瘫或巨大椎旁脓肿者需手术治疗。视病情的需要与患者的情况酌情选择手术时机和方式。一般情况可施行椎板减压术、病灶清除术或脓肿引流术。

第二节　化脓性关节炎

化脓性关节炎是化脓性细菌引起的关节内感染。儿童多见，青少年次之，成人少见。常有败血症的并发症，也可因手术感染、关节外伤性感染、关节火器伤感染等所致。一般病变多系单发，儿童亦可累及多个关节，发病者男多女少，最常发生在大关节,以髋关节、膝关节多发,其次为肘关节、肩关节和踝关节。

一、病因病理

(一)病因

现代医学认为本病最常见的致病菌为金黄色葡萄球菌,占全部细菌的85％左右。其次为溶血性链球菌、肺炎链球菌和大肠埃希菌等。婴幼儿化脓性关节炎常为溶血性链球菌引起。感染途径最常见的是血源性感染,细菌从身体其他部位的化脓性病灶经血液循环播散至关节或从关节邻近组织的化脓性感染蔓延而来;也可为关节开放性损伤、关节手术或关节穿刺继发感染。

(二)病理

化脓性关节炎的病理变化大致可分为3个阶段。其病变的发展为逐渐演变过程,而无明显的界限,有时某一阶段可独立存在,每一阶段的长短也不尽一致。

1.浆液性渗出期

关节感染后,首先引起滑膜充血、水肿、白细胞浸润;关节腔内浆液性渗出,多呈淡黄色,内含有大量白细胞。此阶段无关节软骨破坏。如能治疗得当,关节功能可恢复正常。

2.浆液纤维蛋白性渗出期

炎症继续发展,渗出液增多,因细胞成分增加,关节液浑浊黏稠,内含脓性细胞、细菌及纤维蛋白渗出液。关节感染时,滑膜出现炎症反应,滑膜和血管对大分子蛋白的通透性显著增高,通过滑膜进入关节腔的血浆蛋白增加,关节内有纤维蛋白沉积,常附着关节软骨表面,妨碍软骨内代谢产物的释放和滑液内营养物质的摄入,如不及时处理,关节软骨表面失去滑润,关节滑膜逐渐增厚,进而发生软骨面破坏,关节内发生纤维性粘连,引起关节功能障碍。

3.脓性渗出期

渗出液转为脓性,脓液中含有大量细菌和脓性细胞,关节液呈黄白色,死亡的多核白细胞释放出蛋白分解酶,使关节软骨溶解破坏,炎症侵入软骨下骨质,软骨溶解,滑膜破坏,关节囊和周围软组织发生蜂窝织炎,形成关节周围软组织脓肿。如脓肿穿破皮肤,则形成窦道。病变严重者,虽经过治疗得以控制炎症,但遗留严重关节障碍,甚至完全强直于非功能位。

二、临床表现与诊断

(一)病史

一般都有外伤史或其他部位的感染史。

(二)症状与体征

1.全身症状

急骤发病,有寒战、高热、全身不适等菌血症表现。

2.局部表现

受累关节剧痛,并可有红、肿、热、压痛,由于肌肉痉挛,关节常处于屈曲畸形,久之,关节发生挛缩,甚至全脱位或半脱位。

三、实验室检查

(一)血液检查

白细胞计数增高,中性粒细胞比例增加;血培养可为阳性。

(二)关节穿刺

关节穿刺和关节液检查是确定诊断和选择治疗方法的重要依据。依病变不同阶段,关节液可为浆液、黏稠浑浊或脓性,涂片可见大量白细胞、脓性细胞和细菌,细菌培养可鉴别菌种并找到敏感的抗生素。

(三)影像学表现

X 线片及 CT 三维扫描早期可见关节肿胀、关节积液、关节间隙增宽;以后关节间隙变窄,软骨下骨质疏松破坏;晚期骨质有增生和硬化,关节间隙消失,关节呈纤维性或骨性融合,有时尚可见骨骺滑脱或病理性关节脱位。

四、诊断

本病早期根据全身或局部症状和体征、实验室检查及影像学检查,一般可以做出化脓性关节炎的诊断。但某些病例须与风湿性关节炎、类风湿关节炎、创伤性关节炎和关节结核鉴别。

(一)风湿性关节炎

风湿性关节炎常为多关节游走性肿痛,抗"O"检查常阳性,关节肿胀消退后,无任何后遗症。关节液细菌检查阴性,抗风湿药物有明显效果。

(二)类风湿关节炎

类风湿关节炎常见为多关节发病,手足小关节受累,RF(类风湿因子)检查常为阳性。关节肿胀、不红。患病时间长者有关节畸形和功能障碍。

(三)创伤性关节炎

创伤性关节炎有创伤史,发展缓慢,负重或活动多时疼痛加重,关节可有积液,关节活动有弹响,休息后缓解,一般无剧烈疼痛。骨端骨质增生。多发于负重关节如膝关节、髋关节。

(四)关节结核

关节结核起病缓慢,常有低热、盗汗和面颊潮红等症状,全身中毒症状较轻。关节局部肿胀疼痛,活动受限,但多无急性炎症症状。早期 X 线片可无明显改变,以后有骨质疏松、关节间隙变窄,并有骨质破坏,但少有新骨形成。必要时行关节液检查或滑膜活检有助于区别。

五、治疗

原则是早期诊断,及时正确处理,内外同治,保全生命,尽量保留关节功能。

(一)全身治疗

支持疗法,改善全身状况。患者卧床休息,补充足够的液体,注意水、电解质平衡,防止酸中毒;给予足够的营养,如高蛋白质、高维生素饮食;必要时,少量多次输以新鲜血液,以减少全身中毒症状,提高机体抵抗力。

(二)抗生素治疗

抗生素的应用是治疗化脓性关节炎的重要手段。应及早采用足量、有效、敏感的抗生素,并根据感染的类型、致病菌种、抗生素药敏试验结果及患者机体状态选择抗生素,并及时调整。若未找到病原菌,应选用广谱新型抗生素,如头孢菌素等。不可为了等待细菌培养及药物敏感试验结果而延误病情,以免失去有效抗生素治疗的最佳时机。抗生素的使用至少应持续至体温下降、症状消失后两周。

(三)局部治疗

早期患肢制动,应用夹板、石膏、支具固定或牵引等制动,限制患肢活动,可防止感染扩散,减轻肌肉痉挛及疼痛,防止畸形、病理性脱位及在非功能位强直,减轻对关节软骨面的压力及软骨破坏。一旦急性炎症消退或伤口愈合,即开始关节的主动及轻度的被动活动,以恢复关节的活动度。关节已有畸形时,可应用牵引逐步矫正,不宜采取粗暴的手法,以免引起炎症复发及病理骨折等并发症。后期 X 线片显示关节软骨面已有破坏及骨质增生,关节强直已不可避免时,应保持患肢于功能位,使其强直于功能位。

(四)手术治疗

根据病变轻重、发展阶段,及时选择外科处理。对于关节内脓液形成,应尽早切开排脓。如关节破坏严重，功能丧失，必须使关节强直固定在功能位，以免关节非功能位强直而严重影响功能。对于关节强直在非功能位者，在炎症治愈1年后，才可行关节矫形术或关节成形术，以防止炎症复发。

1.关节穿刺及冲洗

关节穿刺除用于诊断外，也是重要的治疗措施。其目的为吸出关节渗液，及时冲洗出纤维蛋白和白细胞释出的溶酶体等有害物质，避免对关节软骨造成不可逆的损害，术后局部注入抗生素或行关节腔灌注冲洗术，也可用关节镜进行冲洗。

2.关节切开引流术

经过非手术治疗无效，全身和局部情况如仍不见好转，或关节液已成为稠厚的脓液，或较深的大关节穿刺难以成功的部位，应及时切开引流，用大量的生理盐水冲洗，去除脓液、纤维块和坏死脱落组织，注入抗生素，伤口用抗生素滴注引流或做局部湿敷，以控制感染，防止关节面软骨破坏及缓解疼痛，防止肌肉挛缩和关节畸形。

3.关节矫形术或关节成形术

严重的化脓性关节炎，未及时采取有效的措施，遗留严重畸形，有明显功能障碍者，可以考虑行关节矫形术或关节成形术。对于关节强直于功能位无明显疼痛者，一般无需特殊治疗；如果关节强直于非功能位或有陈旧性脱位者，须行关节矫形术，如关节融合术、截骨矫形术或关节成形术等。手术须在炎症治愈1年后才可以进行，以防止炎症复发。

第三节　上肢关节结核

一、肩关节结核

肩关节结核占上肢关节结核的 0.51％。患者大多数为青壮年，可同时患有活动性肺结核。

(一)病因

本病多继发于肺或肠结核。

(二)临床表现

1.全身症状

患者可有低热、盗汗、食欲减退、消瘦等中毒症状。

2.局部症状

(1)疼痛与压痛:早期肩部隐痛,劳累时加重,上肢多呈内收位置。从单纯骨结核发展成全关节结核时,由于炎性渗出液增加,关节腔内压升高,疼痛加重。随后脓液穿破关节腔,关节内压力下降,局部疼痛又减轻。窦道继发化脓性感染时,局部疼痛又加重。至晚期关节纤维强直疼痛消失。

(2)运动障碍:单纯骨结核,肩关节运动仅有轻度受限,全关节结核,功能明显障碍,患臂不能高举,外旋、外展、前屈和后伸均受限。

(3)局部肿胀:肿胀在单纯骨结核时,多局限于病灶部位,单纯滑膜结核肿胀可见于关节周围,常在肩前方较为明显。

(4)寒性脓肿和窦道:脓肿可沿肱二头肌沟至上臂内侧,也可在腋前方、腋后方或腋窝内,常破溃形成窦道。

(5)畸形:患侧三角肌、冈上肌、冈下肌萎缩,出现方肩畸形。由于上肢重力存在,肱骨头常呈向下半脱位。

(三)检查

1.实验室检查

(1)ESR:结核活动期可增快。

(2)血常规:常有轻度贫血。

(3)脓液培养:在未经治疗者中,结核分枝杆菌培养阳性率为 70% 左右,滑液培养阳性率为 40% 左右。

(4)CRP:在疾病活动期可升高。

(5)病理检查:常发现典型病变。

2.影像学检查

(1)X 线检查。①单纯滑膜结核:仅见局部骨质疏松、关节囊和软组织肿胀,有时可见关节间隙增宽。②骨结核:在肩峰、肩胛盂或肱骨头的病变常为中心型破坏或有死骨形成。肱骨大结节病变可呈中心型,或边缘局限性模糊,或骨质破坏。③早期全关节结核:骨质破坏、关节间隙狭窄、周围软组织肿胀。④晚期全关节结核:关节严重破坏,关节间隙变窄,肱骨头变形,有时可见半脱位。

(2)CT 检查。①单纯滑膜结核:肩关节周围及腋窝软组织肿胀,伴单个或多个囊性低密度影,可相互沟通,可伴有锁骨上窝及腋窝区淋巴结肿大。②骨结核:基本影像征象是骨质破坏、关节间隙狭窄、周围软组织肿胀。③全关节结核:可发现肱骨头变形、肩关节间隙变窄、肩关节周围软组织肿胀;还可见到骨质破坏,累及肩胛盂;破坏边缘伴骨质硬化。

(3)MRI 检查。①单纯滑膜结核:为单发或多发长 T_1、长 T_2 信号。增强扫描见周围软组织内囊状影边缘环形强化。②骨结核:骨质破坏、关节间隙狭窄、周围软组织肿胀。③全关节结核:可发现肱骨头变形、肩关节间隙变窄、肩关节周围软组织肿胀。

3.关节镜检查

关节镜检查对早期诊断肩关节滑膜结核具有独特价值,还可做组织活检和镜下滑膜切除术。

(四)诊断与鉴别诊断

根据症状、体征、X 线检查所见,诊断不难,需和以下疾病做鉴别诊断。

1.儿童应与以下疾病鉴别

(1)产伤瘫痪:多有难产史,常发生在臀位分娩之后。患侧上肢呈部分性或完全性迟缓性瘫痪,并有感觉减退或消失。较大儿童可见患侧上肢肌肉萎缩,方肩畸形。X 线片可见患肢发育细小,肱骨头常向下脱位。

(2)小儿麻痹后遗症:三角肌明显萎缩,患肩不能主动外展,但感觉无障碍,患肢发育差,肱骨头小,肱骨干细,常有向下脱位,被动活动并无障碍,常有典型的病史。

(3)慢性化脓性关节炎:有急性感染病史、全身中毒症状和局部炎症征象出现,需靠细菌学或病理学的辅助检查鉴别。

2.成人应与以下疾病鉴别

(1)类风湿关节炎:单独侵犯肩关节者少见,常与四肢其他关节同时或相继发病。单关节发病者需靠临床观察、关节穿刺液的培养或切取活检与滑膜结核鉴别。

(2)夏科氏关节病:多见于脊髓空洞症患者,患肩肿胀明显,但疼痛与运动障碍则比较轻微。X 线片可见肱骨头碎裂,甚至完全吸收消失。患肢痛觉、温觉消失,触觉存在。

(3)肩周炎:多见于 50 岁左右的患者,疼痛与运动障碍最初比较轻微,以后逐渐加重。肩部肌肉萎缩,肱二头肌长头腱沟、大结节附近或肱骨头后方常有压痛。X 线片可见骨质疏松,肱骨头上移,但无骨性破坏。

(五)治疗

1.单纯滑膜结核治疗

(1)非手术治疗:采用全身及局部抗结核药物治疗。

(2)手术治疗:滑膜切除术。

2.单纯骨结核的治疗

(1)非手术治疗:采用全身及局部抗结核药物治疗。

(2)手术治疗:如无手术禁忌证,应早期手术,彻底清除骨病灶,防止病灶蔓延扩大。

3.早期全关节结核的治疗

病灶清除术不但能使病变迅速治愈,而且能保留一部分有用的关节功能。

4.晚期全关节结核的治疗

(1)病灶清除术和关节融合术。

(2)肱骨头切除术。

(3)外展截骨术。

二、肘关节结核

肘关节结核以青壮年为多,占全身骨关节结核的 0.92%,男女患者和左右侧大致相等。双侧肘关节可同时受累。

(一)病因

本病多继发于肺或肠结核,因外伤、营养不良、过劳等诱因,使机体内原有结核病灶内的结核分枝杆菌活跃,经血液播散侵入关节或骨骼,当机体抵抗力降低时,可繁殖形成病灶,并出现临床症状。

(二)临床表现

1.全身症状

病变活动期可见低热、盗汗、食欲减退、消瘦、乏力等结核中毒症状;病变静止期,全身症状不明显。

2.局部症状

(1)疼痛、肿胀:疼痛早期症状轻微,全关节结核时症状较重。单纯骨结核和滑膜结核往往劳累后加重,休息时减轻,多被患者忽视。疼痛加剧时多已发展为全关节结核。肿胀在单纯骨结核时,多局限于病灶部位;单纯滑膜结核肿胀可见于关节周围,常在肘后方较为明显,易被发现;全关节结核时,肘关节可出现"菱形肿胀"。

(2)功能障碍:由于疼痛,肘关节功能受限,呈微屈曲状,晚期较为明显。

(3)脓肿、窦道:晚期病变常形成脓肿,脓肿破溃后形成窦道,常发生在鹰嘴周围,甚至合并混合感染。

(三)检查

1.实验室检查

(1)ESR:在疾病活动期可增快。

(2)血常规:常有轻度贫血。

(3)脓液培养:在未经治疗者中,结核分枝杆菌阳性率为70%左右,滑液培养阳性率为40%左右。

(4)CRP:在疾病活动期可升高。

(5)病理检查:常发现典型病变。

2.影像学检查

(1)X线片。①单纯滑膜结核:显示局部骨质疏松和软组织肿胀。②骨结核:在鹰嘴或外髁中心型结核,可见死骨形成。若病变累及邻近骨干,可见骨膜性新骨形成。③早期全关节结核:可见关节边缘局限性骨质破坏或轻度关节软骨下骨板模糊。④晚期全关节结核:关节软骨下骨板广泛模糊,关节间隙变窄,窦道继发感染,骨质显示硬化。

(2)CT检查。①单纯滑膜结核:肘关节周围软组织肿胀,伴单个或多个囊性低密度影,可相互沟通,可伴有肘上淋巴结肿大。②骨结核:基本影像征象是骨质破坏、关节间隙狭窄、周围软组织肿胀。③全关节结核:可发现肱骨滑车变形,肘关节间隙变窄,肘关节周围软组织肿胀;还可见到骨质破坏,累及肱骨滑车;破坏边缘伴骨质硬化。

(3)MRI检查。①单纯滑膜结核:为单发或多发长 T_1、长 T_2 信号。增强扫描见周围软组织内囊状影,边缘环形强化。②骨结核:是骨质破坏、关节间隙狭窄、周围软组织肿胀。③全关节结核:可发现肱骨滑车变形、肘关节间隙变窄、肘关节周围软组织肿胀。

3.关节镜检查

关节镜检查对早期诊断肘关节滑膜结核具有独特价值,还可做活组织检查和镜下滑膜切除术。

(四)诊断及鉴别诊断

根据症状、体征、X线检查表现,诊断不难,需和以下疾病做鉴别诊断。

1.化脓性关节炎或骨髓炎

急性化脓性关节炎或骨髓炎患者,全身和局部症状明显,发病急骤,不易误诊为肘关节结核。慢性化脓性关节炎或骨髓炎常不易与肘关节结核鉴别,需靠细菌学或病理学检查的帮助。

2.类风湿关节炎

周围型类风湿关节炎也常侵犯肘关节,一般为多发病变,诊断一般不困难。单独侵犯肘关节的类风湿关节炎很少见,需靠滑膜切取活检、细菌培养与单纯滑膜结核来鉴别。

3.创伤性关节炎

创伤性关节炎多见于工作中过度使用肘关节的人。肘关节轻度肿胀,活动受限常为对称性。X 线片可见肘关节增生,患者 ESR 不增快,CRP 不高,可以鉴别。

4.夏科氏关节病

夏科氏关节病常为脊髓空洞的并发症。患肘粗大,软组织肿胀,但疼痛并不严重,运动受限也不明显,有的尚可见侧向活动。X 线片可见肘部诸骨广泛致密,或有骨膜反应,常见骨端碎裂或游离骨块。

(五)治疗

1.单纯滑膜结核治疗

(1)非手术治疗。

(2)滑膜切除:经肘关节后侧途径在肘关节后方做"S"形切口或直切口,切除肘关节前方的滑膜及坏死组织。

2.单纯骨结核的治疗

(1)非手术治疗:无明显死骨,中心型或边缘型骨结核未累及肘关节者。

(2)手术治疗:如非手术治疗疗效不佳,可根据骨病灶的部位,采取不同的手术切口。

3.早期全关节结核的治疗

病灶清除术的目的:及时停止病变发展,最大限度地保留关节功能。

4.晚期全关节结核的治疗

(1)病灶清除和关节叉状切除术:适用于晚期全关节结核的 12 岁以上患者。一般采用肘关节后侧途径。

(2)肘关节成形术。

(3)病灶清除和关节融合术。

三、腕关节结核

腕关节结核占全身骨关节结核的 0.43％，多见于成人。与其他肢体关节一样，患者同时多合并有其他部位的结核病灶。由于腕关节结构复杂，腕骨众多，结核治疗期需固定腕关节，因此常导致关节纤维性或骨性强直而影响腕关节功能。

(一)病因

大部分腕关节结核病变都是继发的，约 95％继发于肺部病变。

(二)临床表现

1.疼痛和压痛

初起时疼痛轻微，随着病变发展，疼痛逐渐加重，当病变由单纯滑膜或骨结核发展为全关节结核时，疼痛明显。单纯骨型结核压痛仅限于骨病灶的所在部位，滑膜结核和全关节结核则全关节周围都有压痛。

2.肿胀

关节周围软组织很少，肿胀容易被发现，在背侧更甚。手指因活动减少，静脉回流受阻，常有轻度水肿。

3.功能障碍

单纯骨结核的功能障碍轻，全关节结核则比较明显。如下尺桡关节被累及则前臂旋转功能受限。腕关节破坏严重者，因手指长期不敢活动，手指僵硬，如伸屈指肌腱被破坏，或发生粘连，则手指功能明显受限。

4.脓肿或窦道

脓肿常位于腕背侧或掌侧，可触及波动。脓肿破溃后形成窦道，最初窦道是一个，发生混合感染后窦道可变为多个，窦道闭合形成瘢痕。

5.畸形

常见前臂旋前、腕下垂和手向尺偏或桡偏斜畸形。

(三)检查

1.实验室检查

活动期患者红细胞沉降率增快，CRP 升高。

2.影像学检查

(1)X 线检查。①单纯滑膜结核：骨质疏松与软组织肿胀。②骨结核：骨破坏的位置以桡骨、头状骨与钩骨最为多见。③早期全关节结核：腕骨间间隙与桡腕关节间隙进行性狭窄,以及边缘性骨侵蚀。④晚期全关节结核:关节结构完全破坏,发生腕骨间骨性融合者并不少见,但很少见到桡腕关节发生骨性融合。

(2)CT 检查:早期可看到边缘性骨破坏,并可发现死骨。

(3)MRI 检查:可早期发现关节内积液以及骨内炎性浸润的异常信号。

3.关节镜检查

腕关节镜检查下取滑膜做活组织检查,有助于诊断腕关节滑膜结核。

(四)诊断和鉴别诊断

根据症状、体征、X 线检查所见,诊断可以确立,但需要与以下诸病鉴别。

1.类风湿关节炎

腕关节为周围型类风湿关节炎的好发部位。患者常为 40 岁左右的妇女,多为双侧性,常与其他关节病变同时存在。单发的需依赖切取活检和细菌学检查与滑膜型病变鉴别。

2.腱鞘结核

受累腱鞘呈葫芦形肿胀,葫芦形的腰部是腱鞘受腕横韧带压迫的结果。所属手指功能受限。肿胀与压痛只限于腕或手掌的一侧,X 线检查显示为阴性。

3.腕部肿瘤

桡骨下端是原发性骨肿瘤的好发部位之一。骨巨细胞瘤、骨肉瘤均可见到,肿瘤较小时需要与中心型结核的空洞鉴别,前者为溶骨性网状破坏,后者为空洞壁致密硬化。

(五)治疗

对于没有明显死骨的单纯骨结核、滑膜结核或不适合手术治疗的老年体弱者都可采用非手术疗法。非手术疗法无效时,可考虑手术治疗。由于腕关节的解剖特点,以背侧入路为佳。

1.单纯滑膜结核

(1)非手术疗法。

(2)滑膜切除术:非手术疗法 1~2 个疗程无效者,可做腕关节滑膜切除术。背侧肿胀明显的可按背侧入路,掌侧肿胀明显的可另在掌侧做纵切口切除滑膜。

2.单纯骨结核的治疗

(1)非手术治疗:无明显死骨。

(2)手术治疗:若非手术治疗无效,或有明显死骨时都应及时手术清除病灶。按病变部位采用不同的切口显露。对尺桡骨下端病变,可做纵切口;对掌骨基底和腕骨结核,可做腕背侧横切口。病灶清除后用石膏托将腕关节固定3～4周,以后去托进行功能锻炼。

3.早期全关节结核的治疗

病灶清除术:早期全关节结核用腕背侧入路显露腕关节,将滑膜及死骨加以清除,术后处理同上。

4.晚期全关节结核的治疗

(1)病灶清除:除对年老体弱者采用非手术疗法外,其他患者应采用背侧途径做病灶清除术。

(2)桡骨下端截骨术。

如病变已稳定,关节发生骨性或纤维性强直,但有明显的垂腕畸形,或前臂有明显的旋转受限,应做桡骨下端截骨术。

第四节　下肢关节结核

一、髋关节结核

髋关节结核在骨关节结核中占第三位,仅次于脊椎及膝关节。患者多见于儿童和青壮年,男性多于女性。多为单侧性病变,7％～10％病例可见同时患有骶髂关节结核或下段腰椎结核。

(一)病因

髋关节结核是一种继发病,多见于学龄前儿童,发病缓慢,约95％继发于肺结核,是结核分枝杆菌经原发活动病原体通过血液回流侵入关节而引起感染。

(二)临床表现

1.疼痛

早期症状为髋部和膝部疼痛(沿闭孔神经向膝部放散)。

2.肌痉挛

由于疼痛引起肌肉痉挛,儿童常有夜啼。

3.肌肉萎缩及畸形

由于肌痉挛,髋关节有屈曲、内收挛缩畸形,托马斯征阳性,并可引起髋关节半脱位或全脱位,肢体相对地变短。儿童如有骨骺破坏影响骨骼生长,肢体短缩更明显。由于疼痛,骨质破坏,畸形和肢体变短,患者有不同程度的跛行,甚至不能走路。

4.压痛

髋关节前部和外侧有明显压痛。

5.脓肿及窦道形成

大多在大转子或股内侧。

(三)检查

1.实验室检查

(1)ESR:在疾病活动期可加快。

(2)血常规:常有轻度贫血。

(3)脓液培养:在未经治疗者中,结核分枝杆菌阳性率为70%左右,滑液培养阳性率为40%左右。

(4)CRP:在疾病活动期可升高。

(5)病理检查:常发现典型病变。

2.影像学检查

(1)X线检查。①单纯滑膜结核:早期骨质改变不明显,关节间隙因关节肿胀可能增宽,与健侧比较可见关节囊肿胀。②骨结核:因软骨破坏关节间隙变窄,髋臼、股骨颈、股骨头及股骨近干骺端骨质出现不规则破坏,有死骨或空洞。③早期全关节结核:髋臼侧、股骨侧骨质疏松;股骨头或髋臼缘骨质出现局限性虫蚀样骨质破坏区。部分区域软骨破坏,关节间隙变窄。④晚期全关节结核:关节软骨大部分受累,关节间隙完全消失,股骨头及髋臼侧骨质破坏严重,髋臼侧、股骨侧骨质内及关节腔内可出现明显死骨形成,但少有新骨形成,可有病理脱位。

(2)CT检查:病灶多为单发;骨性关节面破坏,可有硬化边;关节周围软组织肿胀、脓肿及钙化;关节间隙变宽或变窄,关节腔积液;关节周围骨质疏松;关节脱臼等。

(3)MRI检查:可较细致地观察关节软骨和软骨下骨质的破坏情况,对滑膜增生及关节周围软组织的改变亦显示较好,对关节结核的诊断和鉴别诊断有很大帮助。MRI对病灶及范围显示更佳,病灶一般 T_1WI 为等低信号, T_2WI 为等高信号,压脂为高信号,增强见强化。

3.关节镜检查

关节镜检查对早期诊断髋关节滑膜结核具有独特价值,还可做活组织检查和镜下滑膜切除术。

(四)诊断及鉴别诊断

结合病史、全身和局部症状、实验室检查、影像检查等情况进行分析,可以确立诊断。

1.暂时性滑膜炎

暂时性滑膜炎多为一过性,7岁以下儿童多见,有过度活动的病史,表现为髋部疼痛跛行,X线检查未见异常,卧床休息2周即可痊愈,一般无后遗症。

2.儿童股骨头骨软骨病

本病X线表现特殊,初期关节间隙增宽,接着骨化中心变为扁平,有破坏及囊性改变,ESR正常,但早期滑膜结核与儿童股骨头骨软骨病难以区别。

3.类风湿关节炎

儿童型类风湿关节炎也有发热、ESR增高,尤其是初发时为单关节炎时很难区别,但本病的特征为多发性和对称性,经过短期观察不难区别。晚期可有关节僵硬,但无骨质破坏病灶。

4.化脓性关节炎

急性化脓性关节炎一般均为急性发病,患者高热、寒战、白细胞计数增高。下肢呈外展、外旋畸形。X线检查见关节囊及周围软组织肿胀,骨质疏松,关节间隙增宽或稍狭窄。

(五)治疗

疗效欠佳多因髋关节部位深,早期症状不明显和不易发现,延误诊断、治疗,以及未经正规治疗和未及时接受治疗所致。因此,早诊断、早治疗是关键。

1.全身治疗

首先要着重全身治疗,改善全身情况,增强机体的抵抗力。

2.抗结核药物治疗

在结核病灶活动期和手术前、后,应用抗结核药物。

3.牵引

牵引可纠正肌肉痉挛引起的关节畸形,用持续皮肤牵引可在早期纠正部分或全部屈曲挛缩。用牵引法保持关节面分离,以防粘连。

4.手术治疗

在全身情况改善后,应争取早期手术治疗,不仅可清除病灶,缩短病程,且可纠正畸形,融合固定关节于功能位。

(1)单纯滑膜结核治疗:在滑膜型或早期全关节结核,尤其在儿童患者,如关节面大部完好,在切除滑膜病灶或骨病灶时,勿使关节脱位,以免影响股骨头血液循环。不做融合术,术后继续牵引及抗结核药物治疗,在不承重情况下早期活动,可保全关节部分或大部分活动功能。

(2)单纯骨结核治疗:单纯型骨结核应手术清除结核病灶,以免病灶穿入关节形成关节结核。

(3)早期全关节结核治疗:在清除骨病灶时勿使关节脱位,以免影响股骨头血液循环。

(4)晚期全关节结核治疗:①病灶清除和髋关节融合术。②病灶清除及髋关节成形术。

以上手术完成后均应在关节内置链霉素 1 g,如有窦道,应同时置青霉素80 万单位。

二、膝关节结核

膝关节结核发病率仅次于脊椎结核,占全身骨与关节结核的第二位,居四肢大关节结核的首位,患者可见于各个年龄段。

(一)病因

膝关节结核是一种继发病,约 95% 继发于肺结核,是结核分枝杆菌经原发病灶处通过血液循环侵入关节而引起的。

(二)临床表现

1.疼痛

起病缓慢,早期症状不明显,可有轻度关节肿胀、疼痛,活动受限。

2.肌痉挛

晚期由于疼痛而有肌肉痉挛。

3.畸形

膝关节屈曲挛缩和内、外翻畸形。

4.压痛

常在初诊时发现全关节结核肿胀明显,肌肉萎缩,关节间隙狭窄,骨质破坏,活动受限,伴有疼痛和压痛。

5.窦道形成

常有窦道形成,合并感染。

(三)检查

1.实验室检查

(1)ESR:在疾病活动期可增快。

(2)血常规:常有轻度贫血。

(3)脓液培养:在未经治疗者,结核分枝杆菌阳性率为70%左右,滑液培养阳性率为40%左右。

(4)CRP:在疾病活动期可升高。

(5)病理检查:常发现典型病变。

2.影像学检查

(1)X线检查。①单纯滑膜结核:X线片可表现为髌上滑膜囊扩大或髌上、髌下和膝后滑膜囊的增生肥厚,病程较长的有时可见因脂肪垫水肿及炎性细胞的浸润而使髌下脂肪垫透明阴影消失。另外,股骨下端及胫骨上端可出现普遍的骨质疏松。关节间隙可因较多的关节积液或滑膜增生肥厚而扩大或狭窄。腘后三角组织脂肪内的淋巴结肿大在X线片上可见有结节状密度增高影。②骨结核:早期膝关节周围软组织层次不清,晚期则主要表现为肿胀。骨骼改变为中心型和边缘型结核两种,常见于股骨下端和胫骨上端,髌骨结核少见。中心型病变多见于股骨和胫骨的干骺端或骨骺,早期显示骨稀疏模糊,后期则因病灶渗出骨坏死及干酪病灶中的钙沉积,X线片可呈磨砂玻璃样改变。死骨游离、吸收后形成空洞。如有干酪样物栓塞动脉时,可出现大块致密的死骨。中心型结核的特点是不受骺板限制,病灶可跨越骨骺及干骺端的偏心型破坏。边缘型主要表现在骨质边缘区的虫蛀样溶骨破坏,一般无死骨,髌骨的中心型结核的骨松质可存在大部分破坏,仅留骨外壳,有的还稍有膨胀,似骨巨细胞瘤。③早期全关节结核:早期来自滑膜结核的全关节结核除了有滑膜结核的X线检查特点外,还可在骨质边缘见到小而局限的溶骨破坏,来自单纯骨结核者,则可见到滑膜肿胀及附近骨质的接触性破坏。早期的全关节结核软骨下骨板大部分保持完整,关节间隙正常或稍窄。④晚期全关节结核:除上述早期改变外,可见骨破坏明显增加,软骨下骨质破坏、消失,关节间隙狭窄或消失,严重者可有骨性强直。畸形者还可见病理性脱位,膝关节屈曲及内外翻,儿童患者可见股骨和胫骨的发育障碍,长期的混合感染可见到骨质增生硬化性改变,存在时间较长的冷脓肿可发生钙化。

(2)CT检查:病灶多为单发;骨性关节面破坏,可有硬化边;关节周围软组织肿胀、脓肿及钙化;关节间隙变宽或变窄,关节腔积液;关节周围骨质疏松;关节脱位等。

(3)MRI 检查：MRI 可较细致地观察关节软骨和软骨下骨质的破坏情况，对滑膜增生以及关节周围软组织的改变亦显示较好，对关节结核的诊断和鉴别诊断有很大帮助。MRI 对病灶及范围显示更佳，病灶一般 T_1WI 为等低信号，T_2WI 为等高信号，压脂为高信号，增强见强化。

3.关节镜检查

关节镜检查对早期诊断膝关节滑膜结核具有独特价值，还可做活组织检查和镜下滑膜切除术。

(四)诊断及鉴别诊断

应根据临床表现、体温、ESR、X 线检查，必要时做活体组织检查以确定诊断。注意早期确诊，有时有腹股沟淋巴结肿大，有结核病史。

结合病史、全身和局部症状、实验室检查、影像检查等情况进行分析、诊断不难。

1.类风湿关节炎

早期常开始于单侧膝关节发病，故与单纯滑膜结核不易区别。可通过类风湿因子、结核菌素试验，关节液结核分枝杆菌涂片镜检或关节液结核分枝杆菌培养和滑膜活检来明确诊断。

2.化脓性关节炎

急性感染易鉴别，慢性感染鉴别较困难。慢性感染常发生在全身其他部位的化脓性感染之后。故常需做关节穿刺液的细菌学检查。

3.创伤性滑膜炎

通常有明确外伤史，青壮年发病多，没有全身结核症状。以局部关节肿胀积液为特点，关节穿刺液可为淡黄清亮或血色，X 线检查无骨质变化。

4.色素绒毛结节性滑膜炎

本病为类肿瘤病，分为绒毛和结节两型。以膝踝关节多发，病史可长达数年到数十年之久。关节肿胀，扪之可有"面团"感或结节感。关节功能一般不受影响，ESR 不增快，长期病例可在骨质边缘有小的溶骨破坏，行关节穿刺可抽出暗血性或咖啡样液体。病理活检可确诊。

5.血友病性关节病

血友病性关节病多见于男孩，常有母系家族史，平时患者即有出血倾向，关节积液反复发作，关节抽液为血性，X 线检查表现为骨膜下血肿钙化，关节间隙狭窄，关节面不规则，尤以股骨髁间窝变深、加宽为特点。

6.夏科氏关节病

夏科氏关节病亦称神经性关节病,其特点为关节破坏严重,关节肿胀、出血,关节面破碎而关节功能受限不明显,无局部疼痛或疼痛极轻微。有些患者关节的异常活动会增加。神经系统检查可见患肢深感觉减弱或消失。

7.骨性关节炎

老年人发病较多,关节疼痛以休息后疼痛及行走劳累后疼痛为特点,可合并有腘窝囊肿存在,囊肿大小常随关节疼痛严重程度变化,休息一段时间后,囊肿常缩小或消失。抽液则与普通关节液相同。无 ESR 增快及骨质破坏等体征。

8.骨脓肿

此病为低毒性、局限性的骨感染。发病缓慢,隐痛,劳累后加重。好发于股骨下端和胫骨上端干骺区。X 线检查可见局部溶骨破坏,周围骨硬化,并有骨膜反应和新骨生成。通过病理学和细菌学检查可确诊。

9.滑膜软骨瘤病

滑膜软骨瘤病可见滑膜肿胀,触之有很多活动小结节,X 线检查可见关节腔内有很多大小不一的游离体或钙化点。

10.剥脱性骨软骨炎

剥脱性骨软骨炎是指外伤后,骨软骨骨折或反复轻度外伤致血液循环障碍,骨软骨坏死脱落所致;或与细菌栓子或脂肪栓塞终末动脉及家族遗传等有关。常发生在膝关节易受损的股骨髁部。临床表现有膝关节疼痛,反复的肿胀或绞锁。X 线片所见早期无明显变化或有软骨下骨质线样吸收变化,晚期可见股骨髁有明显的骨质吸收坏死或骨缺损影像。行 MRI 及关节镜检查,据此可做出诊断。

11.肿瘤

膝关节内可能有滑膜肉瘤需要鉴别。疼痛剧烈,病程进展快,触之滑膜肿块呈大块分叶状,可有钙化,可侵蚀破坏骨骺。另外其他好发于膝关节附近股骨下端胫骨上端的肿瘤有骨巨细胞瘤、骨肉瘤、纤维肉瘤、尤文瘤和网织细胞瘤等,一般鉴别不困难。

(五)治疗

(1)全身治疗:支持疗法改善全身健康情况。

(2)抗结核药物治疗。

(3)牵引:可迅速减轻症状,用皮肤牵引使关节伸直。

(4)手术治疗。①单纯滑膜结核治疗:关节内注射链霉素,每次 1 g,每周1~

2 次,约 12 周,如无效,应早期手术。如大部分软骨完整,可做病灶清除术,清除病变滑膜、髌上脂肪、软骨面上肉芽,如半月板受累也需切除,术毕完全止血,置患肢于托马式夹板上,用皮肤牵引,保持关节伸直。以后逐渐活动关节,但休息时要保持伸直,抗结核药物持续半年,儿童多能保留关节的一定活动度。②单纯骨结核治疗:应及早清除病灶,以免向关节扩散。③早期全关节结核治疗:病灶清除术。④晚期全关节结核治疗:骨质有明显破坏,应在彻底清除病灶后融合膝关节于功能位。病灶清除和膝关节加压融合术;膝关节截骨融合术。

三、踝关节结核

踝关节结核占全身骨结核的 3.4%,在下肢 3 大关节中发病率最低。踝关节结核常见于青壮年,男性略多于女性。踝关节滑膜结核较多见,比骨结核更易转变为全关节结核,尤其是距骨结核和胫骨下端结核。由于踝关节和距下关节相通。故踝关节结核常并发距骨下关节结核。

(一)病因

绝大多数骨关节病变都是继发的。

(二)临床表现

1.疼痛和压痛

发病比较缓慢,常有扭伤史。单纯骨结核初起疼痛不明显,休息则减轻,劳累则加重,转变为全关节结核时疼痛剧烈,本病晚期,关节呈纤维性或骨性强直时,疼痛会减轻或消失。单纯骨型结核压痛仅限于骨病灶的所在部位,滑膜结核和全关节结核则全关节周围都有压痛。

2.肿胀

检查时单纯骨结核肿胀常限于骨病灶附近,滑膜结核和全关节结核肿胀可见于踝关节周围。

3.功能障碍

功能障碍主要表现在背伸跖屈方面,如累及距跟关节,则内、外翻运动减少或消失。

4.脓肿或窦道

踝关节周围软组织较少,踝部脓肿极易穿破皮肤,形成窦道,易发生混合感染,窦道可以多发,以前侧和外侧最多。发生混合感染后窦道可变为多个,窦道闭合形成瘢痕。

5.跛行

跛行程度与疼痛、畸形程度成正比。疼痛和畸形严重,跛行就显著;有时需要扶拐行走。

6.畸形

晚期可见足下垂和内翻畸形,甚至关节可合并纤维性或骨性强直。

(三)检查

1.实验室检查

(1)ESR:在疾病活动期可加快。

(2)血常规:常有轻度贫血。

(3)脓液培养:未经治疗者,结核分枝杆菌阳性率为70%左右,滑液培养阳性率为40%左右。

(4)CRP:在疾病活动期可升高。

(5)病理检查:常发现典型病变。

2.影像学检查

(1)X线检查。①单纯滑膜结核:在X线片上表现为骨质疏松与软组织肿胀阴影。②骨结核:表现为囊性溶骨性改变或毛玻璃样改变,其间死骨并不多见。③早期全关节结核:表现为进行性关节间隙变窄及不对称,并可看到边缘性骨破坏。④晚期全关节结核:随着病变发展,骨破坏加剧,软骨下骨皮质消失,后期踝关节毁损明显,但极少发生骨性强直。除非有继发感染存在,一般不会出现骨硬化表现。

(2)CT检查。①单纯滑膜结核:可以看到关节腔内积液,积液大都在踝关节的前方与后方跟腱的两侧。②骨结核:可以在相应部位有溶骨性改变、死骨形成及病灶附近的寒性脓肿。骨性关节面破坏,可有硬化边;关节周围软组织肿胀、脓肿及钙化;关节间隙变宽或变窄,有关节腔积液;关节邻近骨质疏松;关节脱臼等。

(3)MRI检查:可较细致地观察关节软骨和软骨下骨质的破坏情况,对滑膜增生以及关节周围软组织的改变亦能较好地显示,对关节结核的诊断和鉴别诊断有很大帮助。可以早期发现病变,表现为骨松质炎性浸润异常阴影,通常在关节的两侧骨端均有相似的变化。MRI对病灶及范围显示更佳,病灶一般 T_1WI 为等低信号, T_2WI 为等高信号,压脂为高信号,增强见强化。

3.关节镜检查

关节镜检查对早期诊断踝关节滑膜结核具有独特价值,还可做活组织检查和镜下滑膜切除术。

(四)诊断及鉴别诊断

根据患者病史、症状、体征、X线检查和实验室检查所见,诊断可确立,但单纯滑膜结核有时需做滑膜活检和关节液细菌培养,以进一步诊断。本病应与以下疾病鉴别。

1.类风湿关节炎

周围型类风湿关节炎常同时侵犯许多关节,单发于踝关节者少见,发生于15岁以下的儿童更少见。因此儿童单发踝关节滑膜炎属于结核的不少。青壮年单发踝关节类风湿关节炎不易与滑膜结核鉴别的可做滑膜切取活检或细菌学检查。

2.色素绒毛结节性滑膜炎

关节肿胀明显,穿刺可看到咖啡色或血性液体,关节活动受限不明显,ESR多不快。结节型关节肿胀不明显,可触到大小不等、基底稍可移动的硬结。X线检查可见关节囊肿胀或结节阴影。晚期关节边缘可见局限性骨质破坏,间隙狭窄,或有轻度增生。

3.踝关节扭伤

不少骨型结核患者平素并无症状,扭伤后出现肿胀、疼痛才引起注意。此类患者容易被误诊为踝关节扭伤而延误治疗。

4.化脓性关节炎和骨髓炎

急性化脓性关节炎和骨髓炎不易误诊为本病,急性炎症消退后,有可能误诊为合并感染的踝关节结核。而慢性局限性骨脓肿则不易与中心型骨结核鉴别,需要借助病理学或细菌学检查。

5.大骨节病

大骨节病为一种地方病,主要侵犯骨骺未闭的儿童,引起全身骨骺发育障碍,以致肢体短缩、关节粗大,踝关节好发,关节呈骨性粗大,偶有滑膜肿胀和积液。X线检查可见明显骨关节炎表现,距骨滑车关节面多凹凸不平,有时可见游离体。跟骨结节长轴短缩和掌指骨短缩是本病的特点。

(五)治疗

1.单纯滑膜结核

(1)总的治疗原则是保守治疗。

(2)局部注射抗结核药物:可自关节前方胫前肌和趾长伸肌腱之间局部注射

抗结核药物。

（3）滑膜切除术：是常用的方法，术后用小腿石膏托固定 3 周后进行功能锻炼。

2.单纯骨结核

（1）病灶清除：根据病变的不同部位选用合适的手术切口，显露病灶并清除。

（2）病灶清除，自体髂骨植入：病灶清除后，如骨缺损过大，可取自体髂骨植入。

（3）早期全关节结核：及时做病灶清除，保留关节的功能，显露关节后，先切除水肿、肥厚的滑膜，再刮除所有隐匿的骨病灶。应彻底刮除软骨关节面边缘的肉芽和被破坏的软骨面。术后处理同滑膜切除术。

（4）晚期全关节结核：病灶清除，踝关节融合。15 岁以上的患者同时做踝关节融合，将踝关节融合于 90°～95°位。手术方法包括腓骨固定法、胫骨片滑动植骨法、加压融合法等。

参 考 文 献

[1] 孔祥燕.创伤骨科护理学[M].北京:北京大学医学出版社,2020.

[2] 徐忠,常瑞,吴涛.骨科基础与临床治疗[M].延吉:延边大学出版社,2019.

[3] 陈世益,冯华.现代骨科运动医学[M].上海:复旦大学出版社,2020.

[4] 张鹏军.骨科疾病诊疗实践[M].北京:科学技术文献出版社,2020.

[5] 陈国武.骨与脊柱疾病微创手术治疗新进展[M].武汉:湖北科学技术出版社,2018.

[6] 褚风龙.骨科疾病手术实践[M].沈阳:沈阳出版社,2020.

[7] 鲁玉来,刘玉杰,周东生.骨科微创治疗技术[M].北京:人民军医出版社,2010.

[8] 王本龙.实用骨科疾病诊疗要点[M].长春:吉林科学技术出版社,2019.

[9] 叶永平.骨科基础与微创技术[M].北京:科学技术文献出版社,2018.

[10] 蒋胜波.骨科微创技术理论与临床实践[M].北京:科学技术文献出版社,2020.

[11] 谢显彪.骨科疾病诊治精要与微创技术[M].北京:科学技术文献出版社,2020.

[12] 沈尚模.骨科疾病临床诊疗思维[M].昆明:云南科技出版社,2020.

[13] 张钦明.临床骨科诊治实践[M].沈阳:沈阳出版社,2020.

[14] 牛海平.实用创伤骨科诊疗精要[M].长春:吉林科学技术出版社,2019.

[15] 潘月兴.实用骨科诊疗学[M].哈尔滨:黑龙江科学技术出版社,2020.

[16] 王华.常见骨科疾病的诊治[M].北京:中国纺织出版社,2020.

[17] 桂成艳.临床骨科诊治基础与技巧[M].长春:吉林科学技术出版社,2019.

[18] 陈品奇.骨科临床检查与诊断[M].昆明:云南科技出版社,2019.

[19] 张拥涛.现代骨科诊疗技术[M].北京:科学技术文献出版社,2020.

[20] 孟涛.临床骨科诊疗学[M].天津:天津科学技术出版社,2020.

[21] 刘红喜.简明创伤骨科治疗学[M].长春:吉林科学技术出版社,2019.

[22] 朱伟民.现代骨科疾病临床路径[M].天津:天津科学技术出版社,2020.

[23] 刘洪亮.现代骨科诊疗学[M].长春:吉林科学技术出版社,2020.

[24] 吴修辉.实用骨科疾病治疗精粹[M].北京:中国纺织出版社,2020.

[25] 王伟,梁津喜,杨明福.骨科临床诊断与护理[M].长春:吉林科学技术出版社,2020.

[26] 周华江.实用骨科诊疗学[M].天津:天津科学技术出版社,2020.

[27] 周阳.骨科专科护理[M].北京:化学工业出版社,2020.

[28] 杨庆渤.现代骨科基础与临床[M].北京:科学技术文献出版社,2020.

[29] 毕成.骨科疾病处置要点[M].昆明:云南科技出版社,2019.

[30] 户红卿.骨科疾病临床诊疗学[M].昆明:云南科技出版社,2020.

[31] 葛磊.临床骨科疾病诊疗[M].北京:科学技术文献出版社,2020.

[32] 孙晓新.骨科疾病诊治与康复[M].北京:科学技术文献出版社,2019.

[33] 韩永远.实用临床骨科治疗学[M].哈尔滨:黑龙江科学技术出版社,2020.

[34] 邹天南.临床骨科诊疗进展[M].天津:天津科学技术出版社,2020.

[35] 程军.新编骨科技术与临床应用[M].天津:天津科学技术出版社,2020.

[36] 于大鹏,陈玲玲.锁骨骨折微创髓内固定的研究进展[J].中国微创外科杂志,2021,21(7):652-656.

[37] 刘源城,温湘源,黄复铭,等.直接前方入路联合直接后方入路治疗 Pipkin Ⅳ型股骨头骨折[J].中华骨科杂志,2021,41(1):26-32.

[38] 雷剑飞.腰椎管狭窄症手术治疗的研究进展[J].国际医药卫生导报,2021,27(3):469-471.

[39] 张海存.前路颈椎间盘镜技术治疗颈椎间盘突出症的临床价值体会[J].世界最新医学信息文摘,2021,21(37):21-22.

[40] 尹健,沈玉萍.化脓性骨髓炎细菌培养及药敏试验结果分析[J].医药前沿,2021,11(4):5-6,26.